"健康中国·你我同行"
科普读物

感染病
真相与误区

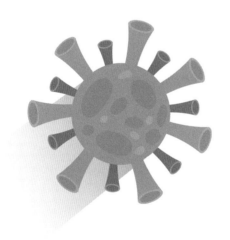

国家卫生健康委宣传司 组织编写

张文宏 主 编

人民卫生出版社
·北 京·

图书在版编目（CIP）数据

感染病：真相与误区 / 国家卫生健康委宣传司组织
编写；张文宏主编. —北京：人民卫生出版社，
2024.2
ISBN 978-7-117-36080-7

Ⅰ. ①感… Ⅱ. ①国… ②张… Ⅲ. ①传染病防治
Ⅳ. ①R183

中国国家版本馆 CIP 数据核字（2024）第 035539 号

感染病：真相与误区
Ganranbing: Zhenxiang yu Wuqu

策划编辑	庞　静　李元宏　　责任编辑　庞　静　李元宏
数字编辑	杜鱼田　张嘉琳
书籍设计	尹　岩　梧桐影
组织编写	国家卫生健康委宣传司
主　　编	张文宏
出版发行	人民卫生出版社（中继线 010-59780011）
地　　址	北京市朝阳区潘家园南里 19 号
邮　　编	100021
E - mail	pmph @ pmph.com
购书热线	010-59787592　010-59787584　010-65264830
印　　刷	北京盛通印刷股份有限公司
经　　销	新华书店
开　　本	710×1000　1/16　印张：16.5
字　　数	184 千字
版　　次	2024 年 2 月第 1 版
印　　次	2024 年 3 月第 1 次印刷
标准书号	ISBN 978-7-117-36080-7
定　　价	75.00 元

打击盗版举报电话	010-59787491	E - mail	WQ @ pmph.com
质量问题联系电话	010-59787234	E - mail	zhiliang @ pmph.com
数字融合服务电话	4001118166	E - mail	zengzhi @ pmph.com

9

党的二十大报告指出，把保障人民健康放在优先发展的战略位置，完善人民健康促进政策。习近平总书记强调，健康是幸福生活最重要的指标，健康是 1，其他是后面的 0，没有 1，更多的 0 也没有意义。

普及健康知识，提高健康素养，是实践证明的通往健康的一条经济、有效路径。国家卫生健康委宣传司、人民卫生出版社策划出版"健康中国·你我同行"系列科普读物，初心于此。

系列科普读物的主题最大程度覆盖人们最为关心的健康话题。比如，涵盖从婴幼儿到耄耋老人的全人群全生命周期，从生活方式、心理健康、环境健康等角度综合考虑健康影响因素，既聚焦心脑血管疾病、癌症、慢性呼吸系统疾病、糖尿病、传染病等危害大、流行广的疾病，也兼顾罕见病人群福祉等。

系列科普读物的编者是来自各个领域的权威专家。他们基于多年的实践和科研经验，精心策划、选取了广大群众最应该知道的、最想知道的、容易误解的健康知识和最应掌握的基本健康技能，编撰成册，兼顾和保证了图书的权威性、科学性、知识性和实用性。

系列科普读物的策划也见多处巧思。比如，在每册书的具体表现形式上进行了创新和突破，设置了"案例""小课堂""知识扩展""误区解读""小故事""健康知识小擂台"等模块，既便于读者查阅，也增加了读者的代入感和阅读的趣味性及互动性。除了图文，还辅以视频生动展示。每一章后附二维码，读者可以扫描获取自测题和答案解析，检验自己健康知识的掌握程度。此外，系列科普读物作为国家健康科普资源库的重要内容，还可以供各级各类健康科普竞赛活动使用。

每个人是自己健康的第一责任人。我们希望，本系列科普读物能够帮助更多的人承担起这份责任，成为广大群众遇到健康问题时最信赖的工具书，成为万千家庭的健康实用宝典，也希望携手社会各界共同引领健康新风尚。

更多该系列科普读物还在陆续出版中。我们衷心感谢大力支持编写工作的各位专家！期待越来越多的卫生健康工作者加入健康科普事业中来。

"健康中国·你我同行"！

专家指导委员会

2023 年 2 月

前言

在 21 世纪初期，我们见证了新发传染病的频繁出现。它们对人类社会造成了深远的影响，如艾滋病、严重急性呼吸综合征（SARS）、中东呼吸综合征（MERS）、H7N9 型禽流感、埃博拉出血热以及最近的新型冠状病毒（以下简称"新冠病毒"）感染，都在全球范围内造成了大规模的疾病传播和生命损失。同时，一些我们曾经认为已经控制住的经典传染病，如脊髓灰质炎、麻疹和结核病，也在某些地区"死灰复燃"。这些疾病的威胁，让我们重新审视对传染病的理解和防控。

新冠病毒的大流行，对全球的民众来说，无疑是健康科普素养水平的一次大考。这场考验让我们看到，应对传染病的挑战，健康科普知识的普及和公众的健康素养的提升有着不可或缺的作用。例如，新冠病毒感染疫情初期，有关病毒的谣言和误解满天飞，如"新冠病毒只会感染老年人""病毒无法在热的环境下存活"等，这些错误的信息对防疫工作造成了极大的困扰。只有当健康知识得到广泛科普，公众才能理解病毒的真实情况，采取正确的防护措施，从而有效地控制疫情的发展。

2016 年，中共中央、国务院印发《"健康中国 2030"规划纲要》，指出"提高全民健康素养"是健康中国建设中非常重要的一环。为了实现这个目标，我们需要更多的健康科普资源、健康科普工作者，以及健康科普活动。我们需要让每一个人都了解传染病的基本知识，知道如何预防和控制传染病，这样我们才能在面对传染病的威胁时，有足够的知识和技能来保护自己和他人。

在这样的背景下，我们邀请了上海市医师协会感染科医师分会成员单位的专家们，一起编写了这本《感染病：真相与误区》。我们希望通过这本书，向大众宣传感染病的基本知识，普及常见感染病的防治常识，帮助大众更好地保护自己和他人的健康。

本书囊括了在我国近年来较为常见的感染病（包括传染病和非传染性感染病），通过典型病例故事引入疾病，然后详细地介绍疾病的来源、传播方式、临床表现、防治常识等内容。在介绍每种疾病中大众最应该知道、最想知道、最容易误解的健康知识的基础上，我们还配备了题目，供读者阅读正文后检测自己对于这种疾病相关知识的掌握情况。

我们希望这本书能够成为所有想要了解感染病常识的广大群众的参考资料，也可以作为大众案头的感染病速查手册，以便迅速了解相关感染病的基本信息。

本书的编写时间有限，难免有疏漏和不当之处，欢迎广大读者的反馈和交流，希望通过大家的共同努力，让这本书更加完善，更好地服务于大众的科普需求。

让我们一起，用科普的力量，应对感染病的挑战，保护我们和我们所爱之人的健康。

张文宏　王新宇

2023 年 7 月于上海

目录

15

感染性出疹性疾病

虫媒传染病

人畜共患病

病毒性肝炎

艾滋病

皮肤与性传播疾病

其他不容忽视的感染病

人类与
传染病

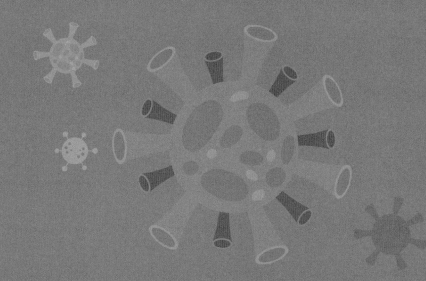

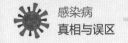

传染病
——你必须了解的威胁

2020 年，一种由新型冠状病毒（以下简称"新冠病毒"）引起的传染病，造成了全球范围的大流行。这种病毒主要通过飞沫、直接接触传播，且症状多样，既有发热、咳嗽等常见症状，也有失去嗅觉、味觉等特殊症状。因为这次疫情，人们的生活、工作乃至整个社会都受到了较为深远的影响。这次事件让我们深刻理解到，传染病的威力何其巨大，更凸显出预防传染病的重要性。

 小课堂

1. 什么是传染病

传染病是指由病原体引起的，能够在人与人、动物与动物或人与动物之间互相传播的一类疾病。这类疾病的病原体包括细菌、病毒、真菌、寄生虫等，它们或直接引发疾病，或通过破坏宿主的正常功能从而引发疾病。根据病原体的不同，传染病可以分为细菌性、病毒性、真菌性、寄生虫性等多种类型。例如，肺结核是由结核分枝杆菌引起的细菌性传染病；艾滋病是由人类免疫缺陷病毒（human immunodeficiency virus，HIV）引起的病毒性传染病；寄生虫性传染病，如疟疾是由疟原虫通过蚊子叮咬传播的。各种传染病的病原体和致病机制各异，预防和治疗手段也因此各不相同。

2. 如何预防传染病

防止传染病的传播有许多方法。最简单和最有效的方法就是经常洗手、戴口罩、保持社交距离、避免去人群密集的地方、做好食物烹饪和注意饮用水的安全。此外，预防传染病的另一个重要手段就是接种疫苗。比如，流感疫苗可以预防流行性感冒（简称"流感"），人乳头瘤病毒疫苗可以预防宫颈癌等。这种预防方式是通过"训练"我们的免疫系统，使其能够在真正遇到病毒或细菌时，迅速识别并进行有效防御。

3. 治疗传染病

早期发现和早期治疗对于控制传染病的扩散非常关键。如果有身体不适，如发热、咳嗽、喉咙痛、乏力等，要及时就医，以免延误病情。一旦确诊为传染病，应按医嘱接受治疗，同时要自己隔离以防止疾病传播给他人。对于一些抗生素治疗无效的"超级细菌"，我们需要新的药物或治疗方法，这就需要科研人员持续的研究和探索。

 知识扩展

1. 传染病对全球健康的影响

传染病不仅对个人健康构成威胁，也对全球公共卫生安全构成严重挑战。一种新的传染病（如新冠病毒感染）在全球范围内迅速传播，给全人类带来了巨大的健康风险。此外，传染病暴发也会导致医疗资源紧张，对经济和社会稳定产生严重影响。

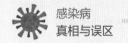
2. 全球防控传染病的挑战

防控传染病需要全球的合作。首先，需要全球共享疾病监测和报告数据，及时发现和响应新发传染病威胁。其次，需要加强全球疫苗和药物的研发和生产，以及公平分配的机制，确保所有人都能够得到必要的预防和治疗。最后，需要提高全球公众对传染病防控的知识和技能，增强人们的防病意识和自我保护能力。

防范传染病
——四个步骤，让健康无患

身处繁忙的办公室，小明意识到，一个接一个的流感病例正在侵蚀团队的工作效率。同事们需要请假，办公室的氛围也越来越紧张。小明对可能被病毒感染感到担忧，他开始寻找预防传染病的有效方法，来保护自己和他人的健康。

 小课堂

如何预防传染病

我们需要从四个重要环节着手——控制传染源、切断传播途径、提高自身免疫力和培养良好的卫生习惯。

（1）控制传染源

1）及时识别并隔离患者，为他们提供适当的治疗，防止疾病的进一步传播。

2）确保宠物或养殖动物的健康，定期接种疫苗，防止动物传播疾病。

（2）切断传播途径

1）坚持个人卫生，尤其是在处理食物前和外出归来后要洗手。

2）咳嗽或打喷嚏时，用纸巾或肘部遮住口鼻，防止病菌通过飞沫传播。

3）对常用物品和接触物表面定期进行消毒，特别是在公共场所。

4）避免直接接触野生动物或者患病动物。

（3）提高个体免疫力

1）合理饮食，保证营养均衡，多吃富含维生素和矿物质的食物。

2）适度锻炼，保持良好的身体素质，提高身体的抵抗力。

3）保证充足的睡眠，保持良好的精神状态。

4）按时接种疫苗，提升身体对特定病毒的免疫力。

（4）培养良好的卫生习惯

1）尽量避免触摸眼、鼻和口，以减少病原体进入体内的机会。

2）定期更换和清洁个人用品，如牙刷、毛巾等。

3）在传染病流行季节，避免与患者或生病的动物密切接触。

4）保持室内通风，新鲜的空气可以帮助减少病菌的数量。

 知识扩展

预防传染病并非只是个人的责任，它关乎我们每个人的健康，关乎社区和国家的健康安全。通过控制传染源、切断传播途径、提

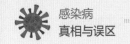

高个体免疫力和保持良好的卫生习惯，我们可以有效地预防传染病的发生和传播。这对于维护公共健康、促进经济发展和增进全球交流都至关重要。因此，让我们携手并进，共同守护健康，加强防控传染病的意识和行动，为建设一个健康、安全的生活环境共同努力！

走进传染病的多元世界，从掌握分类开始

李先生所在社区的一次聚会上，许多邻居们品尝了一位邻居带来的自制糕点。然而，在之后的几天内，许多参加聚会的邻居陆续出现了腹泻、恶心和呕吐的症状。经过疾病预防控制中心的调查，这次的腹泻事件被判定为食源性感染，具体的病原体为沙门菌。李先生深感惊讶，他一直以为只有像流感、肺结核这样的疾病才是传染病，一些日常生活中看似常见的症状，如腹泻、呕吐，居然也可能由传染病导致的。

小课堂

传染病传播途径的多样性

传染病的传播途径多种多样。这些途径包括呼吸道传播、消化道传播、接触传播、血液或体液传播、虫媒或动物媒介传播等。例如，流感是通过呼吸道飞沫传播的，而腹泻常常是通过食物或水源污染传播的；一些皮肤病，如麻风病，可以通过直接接触皮肤传播；而像艾滋病和乙型病毒性肝炎这样的疾病，则是通过血液或性

接触传播的；还有一些病，如登革热和疟疾，则是通过虫媒或动物媒介传播的。每种传播途径都需要我们采取不同的预防措施。

 知识扩展

1. 传染病的预防要因病施策

了解传染病的种类和传播方式，有助于我们采取有效的预防措施。对于呼吸道传播的传染病，我们应保持良好的卫生习惯，如戴口罩、勤洗手，尽量避免在人群密集的地方逗留。对于消化道传播的传染病，我们应注意饮食卫生，避免食用未经清洗或烹煮的食物和生水。对于接触传播和血液传播的传染病，我们应避免接触患者的血液和体液，使用个人保护装备，定期进行医疗检查。

2. 什么是法定传染病

在中国，政府为了有效地控制和防治传染病的流行，制定了相应的法律规定。我国将法定报告的 41 种传染病分为甲类、乙类和丙类三类，并根据其危害程度和流行情况实行分类管理。甲类有 2 种：鼠疫和霍乱；乙类有 28 种：艾滋病、人感染高致病性禽流感、新冠病毒感染等；丙类有 11 种：流行性感冒、手足口病等。公众应主动配合政府的防疫工作，做好个人防护，尤其在传染病高发期和疫情暴发时，更应该提高警惕，遵守相关防疫措施，共同维护社区的健康环境。

答案：1. B；2. D；3. ×

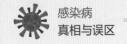

健康知识小擂台

单选题:

1. 预防传染病最有效的方法之一是（　　）

　　A. 经常换手机　　　　　　B. 经常洗手

　　C. 多吃零食　　　　　　　D. 多看电视

2. 以下方法中不能有效地切断传染病的传播途径的是

　　（　　）

　　A. 经常洗手

　　B. 咳嗽或打喷嚏时用纸巾或肘部遮住口鼻

　　C. 定期消毒常用物品和接触物表面

　　D. 长时间与患者或生病的动物密切接触

判断题:

3. 预防传染病只是个人的责任，与社区和国家的健康安

　　全无关。（　　）

人类与传染病
自测题
（答案见上页）

发热

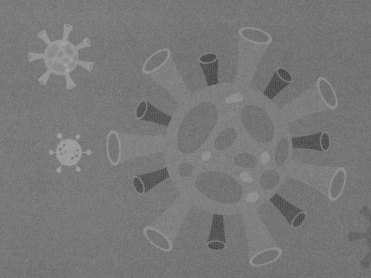

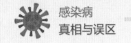
如何正确测量体温

小梅，16 岁，在校高中一年级女生。1 周前出现高热，热型不规则，伴剧烈咽痛。医生检查发现，她颈部有大小不等的淋巴结数枚，质地中等，无粘连，无明显压痛；咽部充血明显。血常规检查提示，白细胞数升高，淋巴细胞占白细胞比例升高。最后医生结合抗原检查的结果，提示小梅得了传染性单核细胞增多症，即急性 EB 病毒感染。

 小课堂 ●●●●●●●●●●●●●●●●●●●●●

1. 什么是正常的体温范围

体温并不是固定不变的，可随性别、年龄、昼夜、运动和情绪的变化等因素而有所波动，但这种改变通常在正常值范围内。常见体温测量法包括腋测法、口测法和肛测法；此外，还有耳测法、额测法等。一般说来，婴幼儿宜用肛测法，成年人多使用腋测法或者口测法。

不同测量部位体温正常值范围：口腔温度 36.3～37.2 摄氏度；腋下温度 36.0～37.0 摄氏度；直肠温度 36.5～37.7 摄氏度（比口腔温度高 0.2～0.5 摄氏度）；耳温 35.7～37.5 摄氏度。

体温的正常波动情况：

（1）一般清晨 2—5 时体温最低，下午 17—19 时体温最高，其变动范围在 0.5～1.0 摄氏度。长期从事夜间工作者，则出现夜间体温升高，日间体温下降的情况。

（2）周围环境也会影响体温，如周围环境温度太高或者盖很厚的被子捂汗，都会导致体温升高。

（3）情绪激动时交感神经兴奋，运动时骨骼肌收缩，均可使体温略有升高。

（4）女性通常比男性体温稍高，女性在月经前期和妊娠早期体温轻度升高，排卵期体温较低。

（5）新生儿体温可略高于成人，且易受外界温度的影响而发生变化。老年人由于代谢率较低，故体温偏低。

2. **如何正确使用水银体温计测量体温**

小小体温计虽然看似操作简单，使用起来可是有讲究的，具体如下。

（1）准备：测量前 20～30 分钟应避免剧烈运动、进食、喝过冷或过热的水、沐浴或者是进行冷、热敷，如有上述情况，请休息 30 分钟后再进行体温测量。测量前先检查体温计有无破损，再检查水银柱顶端是否在刻度 35 摄氏度以下。若高于 35 摄氏度，应先将体温计的水银柱甩到刻度 35 摄氏度以下。用医用酒精棉球擦拭、消毒体温计。

（2）测量：①腋测法。用干毛巾擦拭腋窝，保持腋下干燥。将水银槽端放置于腋窝正中，被测量者采用曲臂过胸夹紧腋下的姿势，留置 10 分钟。②口测法。将体温计水银槽端置于被测量者舌下，紧闭口唇，留置 3～5 分钟。③肛测法。侧卧位，肛门体温计头端润滑后轻轻缓慢插入肛门内达体温计长度的一半，5 分钟后读数。常用于婴幼儿及神志不清者。

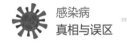

（3）读数：水平拿住体温计尾部（非水银槽端），使视线与体温计保持同一平面，缓慢旋转体温计，数字朝向自己，看着体温计中间"闪动的白线"所指向的数字即为当下的体温。

3. 其他体温计的优缺点

（1）电子体温计：水银体温计的升级版，安全性较高，读数方便，使用方法和水银体温计一样，在显示屏上查看体温数据。缺点是不如水银体温计测量准确，有交叉感染的风险。

（2）红外线测温计（额温枪）：常用于公共场所筛查发热人群，测量鼻梁上方两眉之间位置的温度，不直接接触皮肤，读数快，没有交叉感染风险。缺点是容易受外界因素干扰，比如室外温度、光线、辐射等，所以测量准确度较低。

（3）红外线耳式体温计（耳温枪）：在鼓膜附近测量体温，测量时间短、读数方便。缺点是如果操作不正确会有误差，有交叉感染风险。

发热科普小知识

 知识扩展

如何处理破碎的水银体温计

水银体温计易碎，若水银体温计不慎破损，先确认体表皮肤是否被碎玻璃扎伤；远离碎片周围区域，打开门窗加强通风，关闭取暖器、空调等取暖设备；再用锡纸、湿棉棒、宽胶带等收集，统一装在袋内或瓶内封好，按垃圾分类标准，所有水银废物应放在"有害垃圾回收桶"内；严禁徒手抓取水银、倒入下水道。

误区解读

耳温枪测体温不准确

许多人会认为红外线耳式体温计等的测量数据并不准确，但研究表明，红外线耳式体温计在体温测量上与水银体温计的测量结果比较，差异无统计学意义，但使用时应注意确保耳道及探头帽的清洁、测量时拉直耳道，以及排除影响耳温的外围因素的干扰。

我们为什么会发热

小张，女性，26岁，1个月前开始出现反复高热，热型不规则，伴剧烈咽痛、膝关节疼痛，曾多次到外院就诊，查血常规白细胞升高，但抗感染治疗无效。此次在感染病科专家门诊就诊，医生查体发现患者颈部可扪及大小不等的淋巴结数枚。咽部轻度充血，扁桃体无肿大，前胸可见散在斑丘疹。血常规检查发现，白细胞数显著升高，医生建议患者住院进一步完善检查，仔细排除感染、肿瘤等因素后，最终确诊为成人斯蒂尔病，为一种结缔组织病。

 小课堂

1. 什么是发热

发热（俗称"发烧"）是指体温超过正常值范围（详见"如何正确测量体温"），或者24小时内体温波动超过1.2摄氏度。按

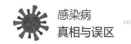

照发热的温度分类，可以分为低热（37.3～38.0 摄氏度）、中等度热（38.1～39.0 摄氏度）、高热（39.1～41.0 摄氏度）、超高热（41.0 摄氏度以上）。

2. 体温是如何调节的

正常人的体温是相对恒定的，是保证新陈代谢和生命活动正常进行的必要条件。它通过体温调节中枢调节行为和神经体液，使产热和散热保持动态平衡。体温调节中枢位于下丘脑，类似于空调的温度调控器，能够设定温度，设定的温度为调定点，当调定点设定上移时身体会发生一系列的变化，增加产热（比如寒战增加骨骼肌产热）、减少散热（皮肤毛孔收缩），最终出现发热。

在人体内引起体温调定点变化的物质按照来源主要分为两类：一是外源性致热原，就是外界的微生物及其代谢产物，主要包括细菌、病毒、真菌、寄生虫等；二是内源性致热原，常见的有白细胞介素 -1、白细胞介素 -6 和肿瘤坏死因子 α 等。外源性致热原和内源性致热原单独或联合刺激体温调节中枢，导致人体体温上升。这就是发热的原因。

3. 发热的病因

一般来说，发热的病因可以分为感染性疾病和非感染性疾病，急性发热以前者较多见。感染性疾病中最常见的就是细菌和病毒感染，其他感染如支原体、立克次体、螺旋体、真菌、寄生虫等，无论是急性、亚急性或者慢性，局部或者全身性感染，均可出现发热。非感染性疾病引起的发热很多，主要包括结缔组织病、血液病、恶性肿瘤等，部分药物也可能引起发热。

4. 什么是发热待查

临床上，将发热口温超过 38.3 摄氏度，持续 3 周以上，经过详细的病史询问、体格检查和常规实验室检查仍无法明确病因诊断的一组疾病称为发热待查（不明原因发热），发热待查的病因主要包括感染、结缔组织病、肿瘤等，找到发热的原因进行对因治疗是关键。

 知识扩展

发热对人体的意义

在一定程度上的发热意味着机体在破坏病毒、细菌等的生长环境，阻止这些病原体的生长；便于增强吞噬细胞和中性粒细胞的杀菌活性，有助于破坏病菌的复制。此外，发热时，人体抗利尿激素水平会升高，使身体保留更多水分，防止脱水；能量重新分配可以增加免疫反应，促进机体康复，因而发热是一种有效的保护措施。但凡事过犹不及，体温升高虽能加速病菌的清除，但过度的免疫反应可能导致组织损伤。体温升高会使胃肠蠕动减弱，消化液的分泌也会相对减少，影响食物的消化吸收，导致食欲中枢受到抑制，造成胃口不佳，还会导致短期甚至永久性的神经或认知功能障碍，这种情况在体温调节功能不够健全的婴幼儿中更常见。

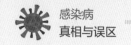
医生说的"消炎"究竟怎么回事儿

A 先生为了避免久坐带来的危害，迷上了跑步，时不时来个 5 千米长跑，几周后他的双腿膝关节开始疼痛，去了医院检查，医生告诉他膝关节有些"炎症"，并开了一些止痛消炎药物。A 先生在连续几天加班又吹了太久空调冷风后，出现了咽痛、发热，医生看了他红肿的喉咙，又做了一些抽血化验，告诉他是喉咙"发炎"了，得了急性扁桃体炎，给他开具了口服抗生素。A 先生心里却疑惑，怎么最近老是在"发炎"？每次的消炎药还不一样？

 小课堂

1. 什么是"炎症"

炎症本质是机体的免疫反应，是我们身体在遭受损伤、抗损伤和修复损伤的一个动态过程。炎症的基本病理过程是具有血管系统的活体组织对各种损伤因子的刺激所发生的防御反应，称为"炎症反应"。正常的炎症反应是人体免疫力的一种表现，对人体是有利的。但如果炎症反应反复或持续发生，会不断释放炎症细胞因子，甚至可能导致"细胞因子风暴"，对人体造成危害。

2. 炎症出现的原因和治疗方法有哪些

从定义中我们可以知道，任何对机体造成损伤的因素都可以导致炎症出现，如微生物感染、机体代谢产物、有害物质接触、异常的免疫反应、外伤、肿瘤等。针对不同原因导致的炎症，治疗手段也不尽相同，尽快去除病因是控制炎症反应最主要的治疗目标。如果患者的炎症反应是由明确的病原体感染所导致的，应该选择相应的抗感染药物；如果是由异常的免疫反应所导致的，如自身免疫性疾病（红斑狼疮、类风湿关节炎等）、全身炎症反应综合征等，应该选用适当的免疫调节药物，如非甾体抗炎药、糖皮质激素、免疫抑制剂或生物制剂等进行治疗。

 知识扩展

不可小觑的过度炎症反应的危害——细胞因子风暴

细胞因子风暴是机体免疫系统在炎症的刺激下过度激活后出现一种以全身症状、全身炎症和多器官功能障碍为特征的免疫失调性疾病，通常符合以下三项标准：①循环系统内细胞因子水平升高；②全身急性炎症症状；③有超出对病原体正常应答水平的炎症导致的继发性器官功能障碍或者细胞因子驱动的器官功能障碍。

细胞因子风暴的发病机制中最常涉及的固有免疫细胞包括中性粒细胞、巨噬细胞和自然杀伤细胞（又称"NK细胞"），适应性免疫系统包括B淋巴细胞和T淋巴细胞，复杂且相互作用连接的细胞类型、信号通路和细胞因子网络共同参与了细胞因子风暴。

细胞因子风暴的一般治疗策略包括：维持关键器官功能的支持性治疗，控制基础疾病和消除导致免疫系统异常激活的触发因素治疗，以及靶向免疫调节或非特异性免疫抑制治疗。

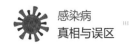

 误区解读

1. 所谓"消炎药"就是抗生素

所谓的"消炎药"其实是指治疗后可以清除或者抑制炎症反应的药物,并不指代任何药物。所有对机体造成损伤的因素都可能导致炎症出现,病原体感染只是其中的一个原因,治疗方案应该根据不同的病因而有所不同。此外,病原体包括细菌、病毒、真菌、寄生虫等,对于除细菌以外的其他病原体,抗生素并不能起到任何效果。

2. 只要出现了炎症都需要治疗

炎症反应是机体对受损细胞、病原体和其他有害刺激的自然防御,大部分炎症都可以快速启动并帮助身体自愈,过程短暂,在短时间内可消退,是机体自我修复的过程,并不需要特殊治疗。只有当炎症反应持续或反复,或过度反应时,才需要通过治疗进行控制。

答案:1. A;2. A;3. ×

健康知识小擂台

单选题：

1. 以下关于体温正常值范围**错误**的是（　　）

　　A. 口腔温度 36.3 ～ 37.5 摄氏度

　　B. 腋下温度 36.0 ～ 37.0 摄氏度

　　C. 直肠温度 36.5 ～ 37.7 摄氏度

　　D. 耳温 35.7 ～ 37.5 摄氏度

2. 以下属于急性发热最常见病因的是（　　）

　　A. 感染性疾病　　　　　B. 非感染性炎症性疾病

　　C. 非感染性免疫性疾病　　D. 肿瘤性疾病

判断题：

3. 一般清晨 2—5 时体温最高，下午 17—19 时体温最低，其变动范围在 0.5 ～ 1.0 摄氏度。（　　）

发热自测题

（答案见上页）

呼吸道
传染病

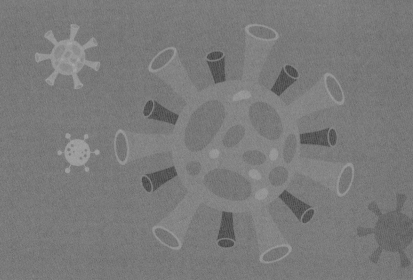

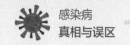

流感≠感冒，就像老虎从来不是猫

2022 年的冬天，3 岁的小明出现持续高热，热峰达到了 41.9 摄氏度，爸爸妈妈及时送小明到当地医院就诊，甲型 H1N1 流感病毒抗原检测阳性，当地医院医生给予抗病毒及退热等处理，但是小明的体温很难降到正常，后出现了惊厥发作，抽搐后便昏迷不醒。小明住进了儿科的重症监护室，医生及时给他做了插管，上了呼吸机，做了血液净化，用了大剂量的激素冲击抗炎、免疫球蛋白治疗等，抢救了 3 天左右，小明的病情才稳定下来，1 周后成功脱机拔管，逐渐恢复。

 小课堂 ●●●●●●●●●

1. 什么是流感

流感是由流感病毒引起的一种急性呼吸道传染病，可在世界范围内引起暴发和流行。流感病毒属于正黏病毒科，包括甲（A）型、乙（B）型、丙（C）型和丁（D）型流感病毒属。其中，只有甲、乙两型流感病毒可引起人类的临床疾病和季节性流行。

2. 流感有哪些症状

流感的潜伏期较短，一般为 1～3 天。患者发病急，初期有头痛、怕冷、发热、乏力、肌肉酸痛、咽喉肿痛、流鼻涕、咳嗽等症状，轻症者发病后 3～4 天开始恢复。重症流感可以合并肺炎、心肌炎、脑膜炎等。一旦出现类似的并发症，患者的病程就会延长，严重者甚至死亡。

3. 流感是如何传播的

流感患者和隐性感染者是流感的主要传染源。流感病毒既能通过打喷嚏和咳嗽等飞沫传播直接感染，又能经口腔、鼻腔、眼睛等黏膜直接或间接感染，还能通过接触被病毒污染的物品而感染。在学校、托幼机构和养老机构等人群密集的场所易发生聚集性疫情。感染后通常可有 1～3 天的潜伏期。

4. 哪些人容易得流感

人群普遍易感。其中，5 岁以下儿童、65 岁及以上老年人、孕妇，以及患有哮喘、糖尿病、心脏病等慢性基础性疾病的人群，容易并发肺炎等严重并发症。

流感科普小知识

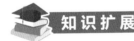 **知识扩展**

1. 流感如何治疗

流感的治疗包括对因治疗和对症治疗。

（1）对因治疗：即抗流感病毒治疗，常用抗病毒药物是神经氨酸酶抑制剂，如奥司他韦、扎那米韦、帕拉米韦等。他们通过抑制流感病毒的神经氨酸酶从而抑制病毒复制。一般在发病后 48 小时内服用，疗程一般 5 天。近年来，新上市了治疗流感的新药——玛巴洛沙韦，该药只需要口服一次，即可快速缓解症状、缩短症状持续时间、缩短传染期，让患者得以早日回归正常工作生活；同时对于免疫功能低下的人群，可以降低肺炎发病率和死亡率，是一种

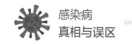

更便捷高效的治疗药物。

（2）对症治疗：根据症状不同可能需要退热、止咳等治疗。若出现并发症需要针对并发症进行治疗。

2. 日常如何预防流感

流感是一种呼吸道传染病，吸入患者咳嗽、喷嚏产生的飞沫，或者触摸污染物以后再用手触碰眼睛、鼻子，就会给流感病毒开通一条进入身体的通道。预防流感最主要的方法是防飞沫，因此"咳嗽礼仪"就显得尤为重要。保持良好的卫生习惯，勤洗手，不用手摸眼鼻。预防流感最有效的措施是接种疫苗；其次是提高免疫力，健康作息、积极锻炼、加强营养，增强身体素质。

 误区解读

1. 流感就是流行的"感冒"

这是不正确的。普通感冒与流行性感冒，它们的名字里虽然都带"感冒"二字，但真相是：流感不是感冒，就像老虎从来不是猫！

普通感冒症状较轻，有 200 多种病毒（如鼻病毒、腺病毒、呼吸道合胞病毒等）都可以引起感冒，且传染性比流感病毒弱得多。症状也主要局限在呼吸道，不发热或者中低热，全身症状不明显。正常体质的人一般 7 天内就可以自愈。

流感由流感病毒引起，主要包括甲、乙、丙、丁 4 种类型，一般是甲、乙型病毒引起感染流行，其中甲型流感较为常见，而其他类型的流感病毒感染多为散发。与普通感冒相比，流感的发病季节

性更明显，传染能力更强，症状更重，甚至可能会进展为急性呼吸
窘迫综合征、感染性休克以及多脏器功能障碍等危及生命的严重并
发症，在高危人群中存在一定致死风险。

2. **人得了流感之后，可以自己服用一些抗生素来治疗**

这是不正确的。抗生素是用来治疗细菌感染的，对于流感病毒
没有效果，反而可能造成耐药性或副作用。人感染流感病毒后，应
该及时到医院就诊，并接受抗病毒药物的治疗。目前临床使用玛巴
洛沙韦、奥司他韦、帕拉米韦和扎那米韦等药物来治疗流感。

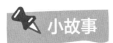 **小故事**　　流感：第一次世界大战的终结者

1918 年，正是第一次世界大战开战后的第 4 年。2 月底，来自
美国堪萨斯州的年轻人格切尔应征入伍，在方斯登营地做一名厨
师。格切尔的家乡哈斯克尔是一个以畜牧业为生的小镇。早在年
初，镇上有些人就患上了一种奇怪的感冒，严重者甚至死亡。格切
尔回小镇探亲后返回营地不久就发热病倒。同时，上百名士兵也出
现了类似的症状：发热 40 摄氏度左右，喉咙灼热，全身酸痛。短
短几周，疫情便在方斯登营地扩散开来，并随着美军部队的跨国调
动，一路抵达法国、意大利等国家，随后在德国军队暴发，大大削
弱了德军的战斗力。

1918 年 6 月，流感肆虐西班牙，上至国王下至民众，约 800
万人感染此病。随着媒体对疫情的广泛报道，这场起源于美国中部
的流感被阴差阳错地命名为"西班牙流感"。

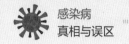
为什么每年都要打流感疫苗

　　鸡蛋富含蛋白质，不仅人类爱吃，流感病毒也喜欢。1935年，世界上首支流感疫苗"蛋"生过程大致是这样的：鸡蛋打孔种下病毒→给它时间生长繁殖→甲醛杀灭→灭活疫苗诞生。这是人类抗击流感里程碑式的突破。然而流感仍周期性出现。因为每隔几年，流感病毒就会发生变异，产生新的毒株，现有的疫苗防护效力减弱甚至消失。迄今为止人类尚未研制出能覆盖所有类型流感病毒的"万能疫苗"。

 小课堂

1. 为什么要接种流感疫苗

　　流感是非常严重的疾病，可能导致患者住院甚至死亡。即使年轻力壮的人依然有可能被流感击倒，并成为流感的传染源。流感季节可从每年的 11 月份持续至次年的 3 月份。每年接种流感疫苗是降低感染流感病毒的风险和控制流感病毒传播的最佳手段。

2. 流感疫苗是如何发挥作用的

　　接种者通常在接种流感疫苗 2 周后产生保护性抗体，对包含在疫苗中的流感病毒株产生保护作用。季节性流感疫苗是根据研究预测下一个流感季节最可能流行的流感病毒而制备的疫苗，不同地区和年份的流感疫苗有所不同。传统的三价流感疫苗用于预防甲型流感病毒中的 H1N1、H3N2 亚型和乙型流感病毒中的 Yamagata

（BY）系的感染；四价流感疫苗除了可以预防以上 3 种流感病毒的感染外，还覆盖了乙型流感病毒中的 Victoria（BV）系。

3. 为什么要每年接种流感疫苗

原因有两个：一是流感疫苗产生的保护性抗体水平随着时间而下降，失去保护作用，每年接种可以使抗体处于最佳水平；二是由于流感的流行株不断改变，产生新的地方性流行病毒株，从而躲避人体的防御系统。因此用于生产疫苗的病毒株也需要改变以增强保护作用。

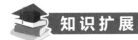 知识扩展

1. 哪些人群需要接种流感疫苗，哪些人群不推荐接种流感疫苗

需要接种者：≥ 6 个月的儿童和成人均应该每年接种流感疫苗。对于老年人、儿童、孕妇、慢性病患者和医务人员等流感高危人群，推荐优先接种。

不推荐接种者：< 6 个月的儿童不适合接种流感疫苗；对流感疫苗成分可能有严重和致死性过敏者。

接种前须咨询医生者：对鸡蛋（流感疫苗里的卵清蛋白残留量不得高于 500 纳克 / 毫升）和疫苗成分过敏者；有吉兰 - 巴雷综合征病史者；接种前出现身体不适者。

2. 最佳的接种时间是什么时候，错过了怎么办

通常推荐每年 9—10 月份进行接种，也就是流感季节来临之前接种流感疫苗，因为疫苗通常需要 2 周才能产生抗体发挥保护作用。但是在整个流感季节的疫苗接种，就算晚了仍能获益。特别要

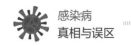
提醒的是，由于 6 个月～3 岁的儿童流感疫苗接种需要分 2 针，且间隔 4 周，因此需要更早接种。

3. 接种流感疫苗后有哪些不良反应

接种流感疫苗后接种者可能出现一些不良反应。通常这些症状较轻微，持续时间较短。对于肌内注射疫苗者，可能出现的不适包括接种处酸痛、发红、肿胀，低热等。

绝大多数接种者症状轻微，可在 1～2 天内恢复。极少数接种者可能出现严重的不良反应，如严重的过敏反应。

 误区解读

1. 今年接种过流感疫苗就不会得流感了

这是不正确的。即使接种过疫苗，仍有一定的概率感染流感病毒。但是概率已经大大降低。流感疫苗发挥作用跟很多因素有关，包括接种者年龄、健康状态、用于制作疫苗的病毒株是否跟今年的流行株"匹配"。如果今年的流感病毒株恰能"匹配"用于制作疫苗的病毒株，则能够达到最佳的预防效果。

2. 我会因为接种流感疫苗而得流感吗

不会。流感疫苗不能导致接种者感染流感病毒。用于肌内注射的流感疫苗均为非活性疫苗，一般有两种：一种是裂解疫苗，不具备感染能力；另一种是重组亚单位疫苗，根本不包含流感病毒。用于吸入的流感疫苗是减毒疫苗，因其不能在肺和其他温度较高的组织中引起感染，也不会引起流感。

一片鸡毛可致病，禽流感不可小视

小明是一名养鸡场工人，一天，他发现有几只鸡出现了呼吸困难、咳嗽、流鼻涕和眼睛红肿等症状，还有一些鸡已经死亡。小明没有穿戴防护用品，就直接用手把病死鸡扔到垃圾桶里。第二天，他觉得头痛、发热、咳嗽和全身无力，随后出现呼吸急促、脸色苍白、意识模糊。经过检查，医生确认他感染了高致病性禽流感病毒，并出现了肺炎和多器官功能衰竭等并发症。经过救治，小明的生命体征逐渐稳定下来。

 小课堂

1. 什么是禽流感

禽流感是禽流行性感冒的简称，是由甲型流感病毒引起的禽类传染性疾病，容易在鸟类（尤其是鸡）之间引起流行。禽类感染后死亡率很高。禽流感病毒可分为高致病性、低致病性和非致病性三大类，其中高致病性禽流感是由 H5 和 H7 亚毒株（以 H5N1 和 H7N7 为代表）引起的疾病。高致病性禽流感因其在禽类中传播快、危害大、病死率高，被世界动物卫生组织列为 A 类动物疫病，我国将其列为一类动物疫病。

高致病性禽流感病毒可以直接感染人类，称为人感染高致病性禽流感，主要通过接触感染的家禽或野生鸟类或其排泄物而传播。目前已知能够感染人类的禽流感病毒有 H5N1、H7N9、H9N2 等多

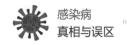

个亚型，其中 H5N1 和 H7N9 亚型的病毒具有较高的致死率，严重威胁人类的健康和生命安全。

2. 人感染高致病性禽流感的常见症状和诊断方法

人感染了高致病性禽流感病毒后，通常会出现发热、咳嗽、头痛、肌肉酸痛、呼吸困难等类似普通流感的症状，但也可能出现腹泻、呕吐、出血等其他症状。如果不及时就医，可能会出现肺炎、呼吸衰竭、多器官功能衰竭等严重并发症。如果有以下情况之一，应尽快到医院就诊：①近期曾接触过家禽或野生鸟类或其排泄物，并出现发热和呼吸道症状；②近期曾到过有人感染高致病性禽流感报告的地区，并出现发热和呼吸道症状；③近期曾接触过确诊或疑似人感染高致病性禽流感患者，并出现发热和呼吸道症状。医生会根据患者的临床表现、流行病学史和实验室检查结果来判断是否为人感染高致病性禽流感。

3. 如何预防人感染高致病性禽流感

我们应该做到以下几点：①避免接触生或死的家禽或野生鸟类及其排泄物，尤其是在有禽流感暴发的地区；②不购买或食用未经检验合格或来源不明的家禽产品，食用家禽产品前要彻底加热至内部温度达到 70 摄氏度以上；③保持良好的个人卫生习惯，经常洗手，尤其是在接触动物或动物排泄物后。

禽流感科普
小知识

知识扩展

人感染高致病性禽流感的治疗

人感染高致病性禽流感患者应尽早到医院就诊，并接受抗病毒药物的治疗。目前，世界卫生组织（WHO）推荐使用神经氨酸酶抑制剂，如奥司他韦、帕拉米韦和扎那米韦等，来治疗人感染高致病性禽流感。这些药物可以抑制禽流感病毒的复制，从而减轻症状、缩短病程、降低并发症和死亡率。但是，这些药物必须在发病后 48 小时内开始使用，才能发挥最佳效果。此外，一些高致病性禽流感病毒已经出现了对某些抗病毒药物的耐药性，因此需要定期监测禽流感病毒的药物敏感性，并根据实验室检查结果选择合适的药物。

除了抗病毒药物外，人感染高致病性禽流感患者还需要接受对症支持治疗，如输液、吸氧、降温、止咳等。对于出现肺炎或呼吸衰竭等严重并发症的患者，还需要进行机械通气或体外膜氧合等生命支持措施。同时，为了防止细菌感染的发生或加重，也可以根据患者的情况和医生的建议使用抗菌药物。

 误区解读

1. **只要不接触家禽或野生鸟类，就不会得人感染高致病性禽流感**

这是不正确的。虽然接触家禽或野生鸟类或其排泄物是人感染高致病性禽流感的主要传播途径，但也有可能通过其他方式感染，如食用未经彻底加热的家禽产品、接触污染的物品或环境、接触感

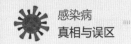
染的人类等。因此，即使没有直接接触家禽或野生鸟类，也应该保持警惕，遵循预防措施，及时就医。

2. **得了人感染高致病性禽流感，可以自己服用一些抗生素来治疗**

这是不正确的。抗菌药物是用来治疗细菌感染的，对于禽流感病毒没有效果，反而可能造成耐药性或副作用。怀疑人感染高致病性禽流感后，应该到医院就诊，并接受抗病毒药物的治疗。目前，WHO 推荐使用神经氨酸酶抑制剂（如奥司他韦、帕拉米韦和扎那米韦等）来治疗人感染高致病性禽流感。

小故事　**禽流感的前世今生**

禽流感病毒的发现历史可以追溯到 1878 年，当时一些意大利的家禽养殖者发现他们的鸡群出现了大规模的死亡现象，他们把这种疾病称为"鸡霍乱"。后来经过科学家们的研究，发现这种疾病是由一种新型的流感病毒引起的，这种病毒被命名为禽流感病毒。从那时起，禽流感病毒就开始在全球范围内不断地变异和流行，给人类和动物带来了巨大的危害。为了进一步防止危害发生，WHO 和各国政府都在不断地加强对禽流感病毒的监测、预防和控制。

被空调吹进 ICU 的故事，你听过几个

最近入夏，老张家里的空调也"开工"了。吹了两天之后，老张出现了发热、咳嗽的症状，吃了药也不见好。无奈之

下，他来到医院感染病科求医，医生发现他肺部有炎症，给他安排了支气管镜检查，在取得的肺泡灌洗液中检测出了"嗜肺军团菌"的核酸序列。详细询问之下，老张说去年他全家都在外地，空调很久没用了，今年也没有清洗就直接开机了。医生分析他的"嗜肺军团菌"就是来自久未清洗的空调。经过针对性治疗，老张的肺炎逐步好转了。

 小课堂

1. 什么是军团菌肺炎

军团菌肺炎是由军团菌感染引起的肺部炎症，首次暴发于1976年费城一场美国退伍军人参加的会议。该病占社区获得性肺炎病因的 1%～10%，好发于天气炎热的夏秋季节，而这段时期恰是大多数肺炎发生的"低谷"。最常见的军团菌是嗜肺军团菌，可引起重症肺炎，如果没有早期针对性使用抗菌药物，可能导致死亡，发生率为 1%～10%，而免疫抑制患者病死率可达 50% 以上。

2. 军团菌一般存在于哪里

军团菌通常存在于水和土壤中，常经未定期消毒和微生物检测的酒店、公寓楼等大型设施的供水系统（包括淋浴喷头、水龙头）、中央空调冷却塔、广场景观喷泉、热水浴飘出的水雾吸入肺部而引起感染。

3. 如何预防军团菌感染

目前没有关于军团菌肺炎的有效疫苗。预防该病的关键是降低军团菌生长和传播的风险。酒店、公寓楼管理人员应对供水系统、空调系统进行常规检查和

军团菌科普
小知识

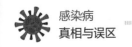
消毒；在自己家中，也应对浴室淋浴器定期消毒，保持清洁。避免口鼻吸入淋浴水龙头、泳池和景观喷泉中的水，引起呛咳。此外，适当锻炼，增强机体免疫力，也可降低感染风险。

 知识扩展

军团菌肺炎的症状及特点有哪些

军团菌肺炎的症状多出现在接触病原体后 2～10 天，主要表现为咳嗽（常不伴咳黄痰）、气促、发热，还可以出现肺外症状，如肌肉酸痛、头痛、嗜睡、腹泻、恶心等。当出现以上症状时，应马上就医，并告知医生近 2 周内有没有在酒店住宿。不同于其他细菌性肺炎，军团菌肺炎患者的白细胞计数往往不高，同时还会存在肌酸激酶升高、血钠降低等异常血检指标。一般的抗菌药物（如青霉素、头孢菌素）等对军团菌无效，药物治疗通常需要大环内酯类抗生素（如阿奇霉素）、喹诺酮类抗菌药（如左氧氟沙星）、四环素类抗生素（如多西环素）等。

 误区解读

军团菌只会感染肺部

这是不正确的。军团菌最常引起肺部感染，但也会引起肺外感染，如皮肤感染、化脓性关节炎、心肌炎或心内膜炎等等。免疫抑制患者，如使用免疫抑制药物或者激素类药物的患者常出现肺外感染。此外，军团菌也会表现为流感样症状，称为庞蒂亚克热

（Pontiac fever），症状较轻，不出现肺部炎症，病程约 1 周，可自愈。一般而言，肺外军团病患者所需治疗时间长于军团菌肺炎患者。

养鸽需防隐球菌

赵姐本来身体健康，今年体检却发现肺里有大大小小好几个结节，可把一家人愁坏了。儿子带着她去了各大医院就诊，好几家医院怀疑肿瘤，连 PET/CT 都做了，就打算去做手术了。临门一脚之前多想了一下，挂了个感染病科的号。在感染病科一查，血隐球菌荚膜抗原阳性，是隐球菌感染。据她回忆，她过年回老家的时候，用鸽粪给家里菜地施了肥。医生说很可能就是这鸽粪惹的祸。赵姐听医生话按时吃药、定期复查胸部 CT，6 个月后结节都吸收了。

 小课堂

1. 什么是隐球菌

隐球菌是一种真菌，由于菌体有折光性强的荚膜包绕，不像其他细菌和真菌容易被显微镜发现，故称隐球菌。

2. 隐球菌是如何感染人类的

隐球菌可在我们的居住场所生长，土壤、腐烂的木材和鸟类排泄物中都可能含有隐球菌，干燥的鸽粪是隐球菌最重要的传染源，一般通过吸入或直接接触而感染。隐球菌病不会在人与人之间传

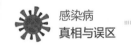

染。家畜（如猫、牛、山羊）和一些禽类等也可携带隐球菌，但动物和人之间一般也不会直接传播。

3. 如何避免隐球菌感染

隐球菌感染多发生在免疫力弱的人或免疫抑制患者中，如年老体弱，糖尿病、风湿病、血液病、癌症患者，人类免疫缺陷病毒感染者，器官移植受者等，但在免疫力正常的人群中也有发病。因此，免疫力低下的人群平时需做好个人防护、佩戴口罩、勤洗手，建议远离鸽子、鸽粪，尽量避免在家中饲养鸟群。饲养鸽群或贩卖禽类者、用鸟粪施肥者也须做好个人防护。

 知识扩展

隐球菌肺部感染会有哪些症状

大部分人都接触过隐球菌，但免疫力正常的患者大多没有症状，很多患者都是偶然发现，这可能与真菌的接种量和 / 或菌株的毒力因子有关。肺隐球菌病可与其他肺炎表现为相似的症状，包括咳嗽、咳痰、咯血、呼吸困难、胸痛、发热、盗汗和体重减轻。上述高危人群如有鸽群密切接触史、出现持续咳嗽数周、经一般抗感染治疗无缓解，并且胸部 CT 发现肺结节或炎症病灶时，应进行隐球菌相关检查，如隐球菌抗原检测。

误区解读

隐球菌只会感染肺部

这是不正确的。隐球菌感染最常累及肺部，其次还常常感染脑部，引起发热、头痛、嗜睡、性格改变和记忆力减退等，因此隐球菌感染者通常需要做肺部和脑部的影像学检查。此外，隐球感染还可累及眼部、喉、皮肤、软组织、淋巴结、前列腺、骨、关节和骨髓等，引起相应的症状，不过较少见。治疗的基础是抗真菌药物。因此诊断肺隐球菌感染者，一定要严格执行医嘱，不要随意停药，以免复发甚至感染扩散侵犯其他部位。

鹦鹉热来了，要扔鸟吗

王老师工作非常忙碌，为了给自己的孩子多个伴儿，她买了一只小巧可爱的鹦鹉在家里养，可鹦鹉接回家没多久就病死了。几天后，王老师发起了烧，接连吃了好几天的感冒药和门诊配的头孢菌素，却也一点不见好转。在感染病科门诊，通过回顾王老师的检查资料和补充询问鸟类接触史，医生判断她很可能患了鹦鹉热。随后的痰液病原学基因检测证实了医生的猜想。经过口服药物治疗，王老师恢复了健康，又回到了讲台上。

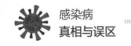
 小课堂 ··············

1. 什么是鹦鹉热

鹦鹉热是一种人畜共患的传染病，是由一种不典型病原体——鹦鹉热衣原体引起的。除鹦鹉外，其他禽鸟类包括家禽和野生动物都可以携带并感染这种病原体，人类多是经呼吸道吸入或密切接触病鸟而被感染的。而随着动物的迁徙，以及现代社会宠物鸟类饲养的不断增加，鹦鹉热的发病率也呈现出逐年上升的趋势。

2. 鹦鹉热是如何传播的

鹦鹉热衣原体通过呼吸道或接触传播。感染的鸟类并不总表现出临床症状，也可以仅仅是病原体的携带者。人类通常是通过接触感染或携带鹦鹉热衣原体的鸟类而患病，如吸入已风干的禽类呼吸道分泌物、粪便等。鹦鹉热一般不会通过烹调或食用禽肉传播，也不会出现人际传播。接触宠物鸟和家禽者，包括宠物鸟饲养者、兽医、宠物店或从事家禽饲养售卖加工的工作人员都是鹦鹉热的高危人群。

3. 如何预防鹦鹉热

目前，仍没有可以预防鹦鹉热的疫苗。既往感染也无法避免将来再次感染。但作为普通人，如果饲养宠物鸟或家禽，以下行为可以保护自己和他人。

（1）只在可靠的宠物店购买宠物鸟。

（2）接触鸟类或其粪便后，用水和肥皂彻底洗手。

（3）处理受感染的鸟类或清洁其笼子时，使用个人防护设备如手套和口罩等。

（4）清洗鸟笼或被鸟粪污染的物品前，用水或消毒剂湿润表面，以减少羽毛和灰尘飞扬。

（5）保持鸟舍清洁，避免过度拥挤，以控制鸟类间的感染。

（6）隔离和治疗受感染的鸟，以避免病原体经食物、羽毛和粪便在鸟间扩散。

鹦鹉热科普
小知识

 知识扩展

鹦鹉热的临床表现有哪些

被感染的鸟类可能完全没有症状，也可表现为食欲减退、眼睛红肿、呼吸困难、腹泻等症状，严重者可能会"要了鸟命"。

鹦鹉热衣原体侵入人体后，潜伏期一般为1～2周。最常引起肺炎，表现为发热、咽痛、咳嗽、呼吸困难，以及头痛、肌肉酸痛等流感样症状；相比于一般的细菌引起的肺炎，鹦鹉热常伴有各种各样的肺外表现，如神经系统症状（头痛、精神状态改变）、消化道症状（呕吐、腹痛，肝功能异常），甚至可能并发心肌炎。

 误区解读

患了"鹦鹉热肺炎"，可以自己找些治疗肺炎的抗菌药物来治疗

临床常见的抗菌药物——头孢菌素对鹦鹉热衣原体无效，而治疗一般的衣原体感染的氟喹诺酮类药物对鹦鹉热衣原体感染的效果较差。对于本病，抗菌药物首选多西环素，二线药物为红霉素或阿奇霉素。未经治疗的鹦鹉热患者病死率为15%～20%。而经过合适

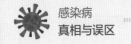
的治疗，绝大多数患者都能完全康复，病死率不足 1%。

冬季来临，警惕支原体肺炎

　　小刘平常身体一直不错。这次变天受了凉，出现了剧烈的咳嗽。医生给他查了血常规，结果显示基本正常，又做了胸部 CT 发现左下肺炎，给他留取了痰标本用于检测，之后给他用了左氧氟沙星抗感染治疗。小刘痰的宏基因组二代测序检出了大量的肺炎支原体核酸序列，这个结果符合医生的预期，也在左氧氟沙星抗菌谱的覆盖范围内。经过治疗后，小刘的症状明显好转，1 个月后复查的胸部 CT 显示肺炎也基本吸收了。

 小课堂

1. 肺炎支原体是什么

　　肺炎支原体属于支原体属中的一种。支原体是目前已知最简单的原核生物，大小介于细菌和病毒之间。其中一种支原体一端有一种特殊的末端结构，能使支原体黏附于呼吸道黏膜上皮细胞表面，引起肺部感染，被称为肺炎支原体。

2. 支原体肺炎可有哪些表现

　　肺炎支原体可引起以间质病变为主的急性肺部感染，即支原体肺炎。典型表现为阵发性刺激性干咳，夜间为重，多伴有显著咽痛，偶有痰中带血；并可出现耳痛、麻疹样或猩红热样皮疹、胃肠炎、心包炎、心肌炎、脑膜脑炎、溶血性贫血、关节炎及肝炎等，可影响到几乎每一个器官。这些肺外症状在其他病原体感染时不常发生。实验室检查方面，支原体肺炎的血常规大多正常，炎症指标一般为轻度升高。由于支原体所引起肺炎的症状和影像改变与经典的细菌性肺炎有明显区别，因此肺炎支原体、肺炎衣原体和嗜肺军团菌被统称为非典型病原体。

3. 支原体肺炎有哪些特点

支原体肺炎非常常见，在社区获得性肺炎病原体中占 10% ～ 30%。本病主要经飞沫传播，儿童和青年发病率较高，秋冬季节发病较多，通常为散发性，偶尔流行。容易在学校、幼儿园及军队等人员比较密集的环境，以及家庭中集中发病。对于支原体感染，用临床常用的抗生素如青霉素、头孢菌素等治疗均无效。

肺炎支原体科普
小知识

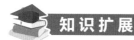

知识扩展

如何治疗支原体肺炎

抗感染治疗应选择大环内酯类药物如阿奇霉素、红霉素，四环素类药物如多西环素和米诺环素（由于可能导致牙齿发黄和牙釉质发育不良，仅适用于 8 岁以上儿童），以及喹诺酮类药物如左氧氟沙星和莫西沙星（由于存在幼年动物软骨损伤和人类肌腱断裂的风险，18 岁以下儿童慎用）。

重症患者可能需要糖皮质激素抗炎治疗；肺损伤严重，或合并中枢神经系统表现、重症皮肤黏膜损害、血液系统表现等严重肺外并发症，可能需要静脉注射免疫球蛋白治疗。中药治疗也可以作为

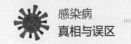
支原体肺炎的选择之一。

百日咳真的咳"百日"吗

丽丽和小张刚生育了女儿小美,但是小张最近"感冒"了,咳得很厉害,丽丽再三嘱咐不要和女儿太亲近,怕传染给女儿。可惜防不胜防,小美也开始咳嗽了,夜间尤其明显,喂奶很难,还吐奶,甚至出现了一阵阵的憋气,鼻子周围和嘴巴都憋青了,丽丽和小张吓坏了,赶快带小美去医院就诊。医生检查过后,小美被确诊为"百日咳",吸氧、雾化和抗感染治疗了3周,小美的病情逐渐平稳。丽丽很后怕,什么是百日咳?这么严重的咳嗽,是要咳一百天吗?

 小课堂

1. 什么是百日咳

百日咳为百日咳鲍特菌引起的急性呼吸道传染病,随着百日咳患者咳嗽时的飞沫传播,百日咳杆菌可产生百日咳毒素、黏附素等,主要引起气管、支气管的上皮细胞变性、坏死、脱落,产生呼吸道炎症,分泌物不断刺激呼吸道末梢神经,引起阵发性痉挛性咳嗽伴有深长的"鸡鸣"样吸气性吼声,如果没有得到及时、有效的治疗,病程可迁延数月,故称"百日咳"。本病传染性较强,常常引起流行,患者年龄越小,病情越重,可因并发肺炎、脑病而死亡。在成人及青少年中临床症状更轻。我国自1978年将百日咳疫苗纳入计划免疫后，百日咳发病率明显下降，得到有效控制，但近年来，发病率又有"抬头"趋势。为了有效控制和预防百日咳，我们应该对百日咳有正确的认识。

2. 感染百日咳的常见症状和诊断方法

常有咳嗽患者的接触史，病初表现为普通感冒症状，如咳嗽、流涕、鼻塞等。1～2周后出现明显的阵发性痉挛性咳嗽，伴咳嗽后深长吸气，类似"鸡鸣"样吼声。3月龄以下的婴儿易在咳数声后发生屏气、发绀，因缺氧可引发脑病甚至死亡，新生儿百日咳可以仅表现为呼吸暂停和惊厥发作。大龄儿童、青少年和成人症状通常较轻，常表现为持续性咳嗽，无典型痉咳。如果出现逐渐加重的持续性咳嗽或典型痉咳、夜间加重，须及时就医，尤其年龄越小的患儿、越易出现并发症，须警惕。根据临床表现、流行病学史、实验室检查结果以及病原学检查结果可确诊是否感染百日咳。

3. 如何预防百日咳

（1）控制传染源：隔离确诊患者，百日咳患者在完成至少5日的有效抗菌药物治疗前，应避免接触未接受免疫接种或接种不完全者，尤其婴幼儿。若未治疗，则至少隔离21日。

（2）切断传播途径：患者咳嗽时应挡住口部，有他人在场时应戴好口罩。勤洗手，多通风等。

（3）保护易感人群：婴幼儿感染百日咳后症状往往更重，按时按需接种疫苗可以有效预防重症百日咳的发生。我国的白喉 - 破伤风 - 百日咳三联疫苗（简称"百白破疫苗"）接种方案为3、4、5月龄进行初次免疫，18～24月龄进行加强免疫。对于特殊人群可以采取

百日咳科普
小知识

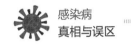
暴露后 21 天内给予抗菌药物预防，比如机构儿童、暴发场所的易感密接者、家庭暴露的婴幼儿，须在感染病科医生的专业指导下合理药物预防。

 知识扩展

感染百日咳后应该怎么治疗

（1）对症治疗：吸氧，吸痰清除气道分泌物，湿化气道，防止窒息等，尽量减少刺激患儿。痉咳严重、屏气频繁发作的婴儿予鼻饲喂养，避免食物吸入气道后引起窒息或者吸入性肺炎。惊厥患儿应及时到医院就诊，予止惊对症治疗。小婴儿应有专人守护，防止痉咳严重出现屏气、发绀、窒息及发生严重并发症。

（2）抗菌治疗：早期正规抗生素治疗可以减轻症状，缩短病程及排菌期。即使进入痉咳期，抗菌药物治疗不能减轻症状，但是清除细菌以减少继发传播是有必要的。首选的抗菌药物为大环内酯类药物，如红霉素、阿奇霉素、克拉霉素等。如果存在使用大环内酯类药物禁忌证、不能耐受大环内酯类药物或感染耐大环内酯百日咳杆菌，可选择复方磺胺甲噁唑，需注意复方磺胺甲噁唑不宜用于 2 月龄以下小婴儿，以及肾功能损伤、葡萄糖 -6- 磷酸脱氢酶（glucose 6-phosphate dehydrogenase，G6PD）缺乏的患者。国内百日咳鲍特菌对大环内酯类抗菌药物耐药率较高，因此，抗菌药物治疗方案必须在医生的指导下进行。正规抗菌治疗 5 日内，应避免与高风险人群接触，如婴幼儿、孕妇等。

（3）并发症治疗：继发细菌性肺炎根据致病菌和药敏结果，

选择合适的抗菌药物治疗。合并脑病时，酌情应用镇静剂、止痉剂及脱水剂。

 误区解读

1. 得了百日咳就会咳"百日"

感染百日咳初期类似普通感冒，常常易漏诊，出现典型痉咳症状后给予抗菌药物治疗不能缩短患者病程，患者咳嗽病程常常较长，几周甚至几月。但在症状早期（咳嗽发作7日内）给予有效抗生素治疗，有可能缩短患者咳嗽持续时间，其次，接种过疫苗的患者，尤其是学龄儿童、青少年和成人得了百日咳后症状比较轻，因此得了百日咳不一定就会咳百日。

2. 接种了百白破疫苗就不会得百日咳

百白破疫苗接种后可以诱导人体产生血清保护性抗体，可以预防感染和百日咳的发生。但抗体水平随着时间而衰减，保护效力也会逐渐降低而失去保护，因此，即使完成全程免疫，也有可能感染百日咳。

3. 得了百日咳就不用打百白破疫苗了

如果婴幼儿在未免疫或者未完成全程免疫的情况下自然感染了百日咳鲍特菌，可以获得免疫保护，但是即使自然感染形成的免疫保护也会随着时间延长而失去保护，可能会再次感染，因此即使感染过百日咳鲍特菌仍应该完成全程免疫接种，病愈后应按照免疫规划程序完成全程疫苗接种。

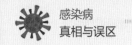

首届诺贝尔生理学或医学奖：
消灭白喉的"圣诞老人"

  一名 14 岁女孩因为连续 3 天颈部肿胀、发热、咽喉痛和吞咽困难而到急诊就医。医生发现患儿面容痛苦，颈部肿胀，口咽部有灰白色膜状物，患儿 1 岁前接种过 3 次百白破疫苗，后未接种加强针。医生考虑诊断为白喉，并立即予以青霉素和抗白喉血清治疗，后喉部标本培养证实为白喉棒状杆菌。患儿入院 3 天后开始出现胸部不适，结合检查考虑为白喉引起的心肌炎，虽转入重症监护室，患儿仍因心律失常在 2 天后死亡。

 小课堂

  得益于疫苗的广泛接种，白喉在发达国家和多数发展中国家已较为罕见，但在非洲、东南亚等地仍有发生。根据 WHO 的报告，仅在 2023 年 1 月，尼日利亚就报告了 557 例白喉病例。目前，全球仍有 14% 的儿童未能接种 3 剂次的百白破疫苗，他们仍处于白喉感染的高风险中。因此，了解白喉并积极采取预防措施仍然非常必要。

1. 什么是白喉

  白喉是由白喉棒状杆菌引起的一种具有高度传染性的疾病。感染部位通常是鼻和咽喉，有时也包括皮肤。白喉棒状杆菌产生的毒素可在咽喉部形成厚厚的灰白色斑块，故称为"白喉"。白喉斑块阻塞呼吸道可导致呼吸与吞咽困难，并出现"犬吠样"咳嗽。颈部淋巴结肿大会出现肿胀。

白喉通常在感染后 2 ~ 5 天出现症状，严重程度不一，如果不及时治疗可发展为重症，对于儿童来说可能是致命的。接种疫苗可预防白喉。

2. 白喉如何传播

白喉主要通过空气中的呼吸道飞沫传播（如打喷嚏、咳嗽），也可通过直接接触（如被污染的衣服、物品）传播。

3. 如何预防白喉

WHO 建议所有儿童接种白喉疫苗。我国目前对适龄儿童实施 5 剂次含"白喉类毒素"成分的疫苗常规免疫程序：① 3 月龄、4 月龄、5 月龄和 18 ~ 24 月龄各接种 1 剂次"百白破疫苗"；② 6 周岁时接种 1 剂次"白破疫苗"。

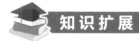 知识扩展

1. 不同部位的白喉感染可能产生哪些症状

（1）呼吸道感染：白喉棒状杆菌最常感染呼吸道，主要症状包括乏力、咽喉痛、发热、颈部肿胀。白喉棒状杆菌产生毒素，死亡的细胞组织会在呼吸道形成一层厚厚的灰白色物质，医生称之为"假膜"。如果毒素进入血液，还会对心脏、神经和肾脏造成损害。

（2）皮肤感染：白喉棒状杆菌可能感染皮肤，导致皮肤损伤及溃疡，一般症状较轻。

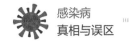
2. 白喉如何诊断

医生可以结合患者流行病学史，通过询问症状、观察体征可初步对白喉进行疑似诊断，进一步行呼吸道分泌物或皮肤渗出物细菌培养来确诊白喉棒状杆菌感染。

3. 白喉如何治疗

白喉棒状杆菌的培养需要时间，当医生怀疑患者感染白喉棒状杆菌时应立即开始治疗。即便得到了及时治疗，仍有 1/10 的患者因呼吸道白喉而死亡，如不及时治疗则有近半数患者死亡（美国疾病控制与预防中心数据）。

（1）白喉抗毒素可中和白喉棒状杆菌产生的毒素。

（2）敏感的抗生素（如青霉素）可杀灭白喉棒状杆菌。

4. 白喉棒状杆菌感染有并发症吗

白喉棒状杆菌感染呼吸道可能导致气道阻塞，白喉毒素可能影响心脏、神经、肾脏，从而导致心肌炎、多发性神经病、肾功能不全等。

 误区解读

1. 白喉发病率很低，我们不需要再担心感染白喉了

虽然我国已多年无白喉的病例报道，但根据 WHO 的统计数据，2018 年全球仍有 16 611 例病例报告，并且在亚洲、非洲、中东地区由于传染病监测系统覆盖不全面，病例数可能被大大低估。因此，我们仍有可能因去这些地区旅游而接触到白喉感染者。我国前 3 剂百白破疫苗覆盖率较高，但是少数儿童因疾病或其他原因错

过或延迟接种疫苗和加强针，有可能成为白喉的易感人群。

2. 儿童时期接种过百白破疫苗就不用担心感染白喉了

婴儿及儿童时期接种白喉类毒素疫苗产生的抗体保护水平会随着时间的延长和年龄的增长而衰减，最终失去保护效果。WHO 建议每隔 10 年左右进行含白喉类毒素成分疫苗的加强免疫，以便维持免疫保护的效果。如须前往白喉流行的国家或地区，可以进行加强免疫。

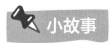 小故事　　白喉抗毒素的发明

在人类历史上，被白喉夺走的生命不计其数，白喉的肆虐曾令最好的医生都束手无策。1889 年，贝林进入科赫传染病研究所，这是一个在当时对于传染病研究领域有着重大贡献的机构。贝林研究发现，感染了白喉棒状杆菌的小鼠血清中含有抗白喉的物质，因此发明了白喉的"血清疗法"。1891 年的圣诞节，贝林首次将这个发明应用于临床，他如同"圣诞老人"一般，为一名白喉病危的儿童注射了"白喉免疫血清"并拯救了他。1901 年，贝林的"血清疗法"标志着免疫治疗的开始，他也因发明"白喉抗毒素"的杰出成就而获得首届诺贝尔生理学或医学奖。

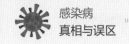
流脑：聚集引发的流行

2003 年 2 月，父母抱着蔫蔫的小薇踏入急诊。近期幼儿园感冒频发，5 岁的小薇也因发热请了假，本以为是小毛病，但 3 天后小薇出现寒战、呕吐、抽搐症状，一量体温 39.2 摄氏度。急诊医生查体提示小薇的脖子稍硬、身上有散在的小瘀点，进行了血培养和常规化验、头颅 CT 等检查后收入病房，经腰椎穿刺后小薇被诊断为流行性脑脊髓膜炎（C 群），这时小薇父母才后悔不迭没有及时给孩子接种流行性脑脊髓膜炎疫苗，万幸，经过降颅内压、抗感染、营养支持等治疗，1 周后小薇逐步恢复了健康。

 小课堂

1. 什么是流行性脑脊髓膜炎

流行性脑脊髓膜炎（简称"流脑"）是由脑膜炎奈瑟菌（又称"脑膜炎球菌"）经呼吸道传播、鼻咽部侵入人体入血后发展为败血症，继而引起的化脓性脑脊髓膜炎。在我国历史上，1962—1968 年是流脑大流行时期，随着疫苗的推广，流脑发病率逐年下降，除了 2003 年某省曾有 C 群流脑暴发疫情，近年来各地区仅有散发病例，流脑疫苗计划免疫大大造福了我国各个家庭。

2. 流行性脑脊髓膜炎的特点与诊断

流脑小儿发病率较高，冬春季流行，临床起病急，突起发热、头痛、喷射性呕吐、皮肤黏膜瘀点和脑膜刺激征，重症可留有后遗症或死亡。初期可表现为低热、头痛、咽痛、咳嗽、流涕、乏力等感冒样症状，细菌入血后可出现高热、寒战、乏力肌痛、反应淡漠或烦躁状态、拒食，继而进展至高热不退、头痛呕吐、肢体抽搐、嗜睡乃至昏迷状态，在体格检查时可发现患儿囟门紧张、全身皮肤或睑结膜或口腔黏膜瘀点、脑膜刺激征阳性或可缺如，暴发型流脑可快速进展为呼吸循环衰竭。结合流行病学和症状特点可初步诊断，一些检测脑膜炎奈瑟菌荚膜抗原的试剂盒可协助快速诊断，皮肤瘀点穿刺液或脑脊液细菌涂片、血和脑脊液被分离培养出细菌可明确诊断。

3. 如何预防流行性脑脊髓膜炎

（1）在学校等集体场所中，应注意口鼻卫生和手卫生、开窗通风、减少聚集，在日常生活中，注意个人卫生，保证睡眠，膳食配比营养丰富、清淡、易消化，勤晒衣服，外出佩戴口罩。

（2）接种流脑疫苗是预防流脑最经济、最有效的措施。学龄前儿童及青少年是流脑的高发人群，建议常规接种流脑疫苗。目前流脑疫苗国内上市的包括荚膜多糖疫苗（meningococcal polysaccharide vaccine，MPSV）和多糖结合疫苗（meningococcal polysaccharide conjugate vaccine，MPCV），前者有针对 A 群、AC 群、A+C+Y+W 135 联合疫苗，后者有 AC 群、A+C+Y+W 135 群结合疫苗，以及含 A+C 群多糖结合 b 型流感嗜血杆菌结合联合疫苗（MPCV-AC-Hib）。我国在 2007 年将其纳入扩大免疫规划，接种程序为规定接种 4 剂，第 1、2 剂为基础免疫（A 群流脑多糖疫苗），6～18 月龄接种，两剂次间隔不少于 3 个月；3 周岁、6 周岁时分别接种第 3、

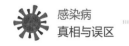
4 剂（A+C 群流脑多糖疫苗）。此外，在出现流脑病例后，病例的接触者及其周围人群应接种相应血清群的疫苗。

（3）流脑患者密切接触者，包括暴露于呼吸道分泌物或生活中亲密接触者，须尽快报告给当地的疾控中心，并在暴露后尽早在医务人员的指导下开始抗生素预防，展开至少 10 日症状体征的观察。

 知识扩展

流行性脑脊髓膜炎的治疗

流脑的治疗包括一般对症治疗、病因（足够疗程的抗生素方案）治疗和并发症的治疗。当然，对于广大家长来说，防大于治，最重要的就是了解我国计划免疫，并为孩子按程序接种疫苗，为孩子营造良好的生活学习环境，做好健康卫生教育。一旦出现疑似细菌性脑膜炎的患儿，须尽早诊断、隔离和治疗，作为患者家长和护理人员，需要注意患儿的皮肤清洁和口鼻卫生，注意环境舒适通风，在医生指导下给予积极的退热和充足的营养，一旦患者发生惊厥或意识下降，在保证呼吸道通畅的情况下，及时寻求专业的医护治疗。因为一旦病情进展为"重症化"的"暴发型流脑"，休克、脑疝、呼吸窘迫等危重并发症可能威胁患者生命，此时重症监护室的密切观察和生命支持尤为重要。

误区解读

1. "流脑"是脑膜炎奈瑟菌引起的败血症和中枢神经系统感染，因此不需要注意口鼻卫生或佩戴口罩等呼吸道隔离

这是不正确的，引起"流脑"的脑膜炎奈瑟菌经呼吸道传播，带菌者或患者通过咳嗽、打喷嚏等形成飞沫直接在空气中传播，可发生在距传染源 1～2 米的范围。因此在出现疑似病例后，佩戴外科口罩等呼吸道防护措施应持续应用至有效抗生素治疗 24 小时后，密切接触者需进行 10 日的症状观察。"流脑"冬春季流行（2—3 月最高），因此冬春季在学校、集会等场所，应注意手口鼻卫生、注意开窗通风等，预防这类呼吸道病原体的传播。

2. 成年人不需要接种流脑疫苗

成年人也应该在特殊状况下接种流脑疫苗。流脑的易感人群包括所有年龄组，国家免疫规划疫苗儿童免疫程序推荐 6 岁前完成 4 剂常规流脑疫苗免疫，对于艾滋病患者、脾切除或补体缺陷等免疫缺陷人群，建议每隔 5 年加强免疫 1 剂次；对于流脑流行地区或正在发生流脑暴发流行的地区旅行、工作或居住者，出发前应接种脑膜炎球菌疫苗；美国、英国、沙特阿拉伯、澳大利亚等国家要求旅行等人群需接种 ACYW 群脑膜炎奈瑟菌多糖结合疫苗（MPCV-ACYW）方可入境。

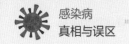

恐怖的"白色瘟疫"从未走远

　　小王是个程序员。3个月前他开始发热、咳嗽，但因为工作繁忙没有去看医生，感觉自己扛一扛应该就能好。但事与愿违，他的症状越来越重，甚至出现了气喘、咯血，面色苍白，人也瘦了10多斤。他来到感染病科，医生经过检查，诊断他患的是肺结核。小王从没想过语文课本上的病会发生在自己身上。医生说再不治疗，他的结核病可能会播散，甚至会危及生命。

 小课堂

1. 什么是结核病

　　结核病是我国法定的乙类传染病，它是一种古老的疾病，目前仍是威胁人类健康的公共卫生问题之一。由于结核病患者通常面色苍白，因此结核病也被称为"白色瘟疫"。

　　结核病是由结核分枝杆菌引起的慢性感染性肉芽肿性疾病，可累及全身各脏器，主要经呼吸道传播，因此肺结核是最常见的结核病。肺结核患者咳出的痰中若带有细菌，则可通过空气传播给他人，也就是"开放性肺结核"。除了肺部，结核分枝杆菌也可以侵犯人体的其他器官和系统。

2. 什么是肺外结核

　　结核分枝杆菌侵犯肺部以外的器官所导致的结核病，即为肺外结核。人体各个器官系统都可以"生"结核病，比如骨关节结核、淋巴结结核、结核性腹膜炎、中枢神经系统结核病、皮肤结核、肠结核、输卵管结核等。

3. 结核病可有哪些常见症状

结核病早期感染可不引起任何症状。许多情况下，人体的免疫系统可以防止结核分枝杆菌扩散，并使其处于非活动状态，这一阶段称为"结核潜伏感染"。结核潜伏感染可以发展成活动性结核病，常见症状包括发热、盗汗、食欲减退和体重减轻等。根据累及器官的不同，结核病可有不同的临床表现。例如，肺结核可有咳嗽、咳痰、胸痛，甚至咯血；肠结核可有腹痛、腹胀、腹泻便秘交替，甚至肠梗阻；淋巴结结核常表现为淋巴结肿大，可伴有疼痛，甚至局部破溃流脓；中枢神经系统结核病可表现为发热、头痛，甚至意识障碍；输卵管结核可导致女性不孕不育；泌尿系统结核可表现为尿频、尿急等尿路刺激症状；等等。

结核病科普
小知识

知识扩展

1. 什么是血行播散性结核

血行播散性结核常发生于营养不良的儿童和免疫受损的成人，为结核分枝杆菌从原发感染部位经过血行播散的结果，可播散至骨、关节、皮肤、肝、脾、脑、骨髓等，导致多器官受累，病程迁延。血行播散性结核占所有结核病例的 1% ~ 2%。

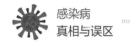
2. 怎样发现血行播散性结核

对于不明原因的发热或有多部位累及病灶时，须警惕血行播散性结核病，应关注患者临床特征，积极完善病原学检查和多部位的影像学检查，综合评估全身多脏器受累情况。

 误区解读

结核病是旧社会穷人得的病，现在已经被人类消灭了

这是不正确的。结核病古已有之，只是自 20 世纪 40 年代起由于抗结核药物的发明，结核病曾一度得到控制，但目前全球结核病仍不容忽视。据 WHO 估算，全球结核潜伏感染人群接近 20 亿，中国也是结核病高负担国家之一。

在旧社会，营养状况不良的人容易患"痨病"，也就是结核病；现代社会，在年轻白领及在校大学生这些通常没有营养风险的人群中，结核病的发病有增多趋势，他们通常有一些共同特点：疲劳、经常熬夜、饮食不规律、缺乏运动、体质较差；认为自己年轻体健，对低热、咳嗽、盗汗等症状不重视，误以为是普通感冒。办公或学习环境空气不流通，也为结核病的传播创造了条件。

"滚蛋吧，结核君"

老赵有慢性肾病，一直吃着药，病情控制得还可以。4个月前他开始低热、咳嗽，感染病科医生诊断他是肺结核，给他开了4种抗结核药，和他说要吃半年。用药之后老赵低热、咳嗽的症状明显缓解了，但是他感觉吃的药太多了，好转之后就没再去感染病科看病，也没再吃药。后来有一天，老赵咯了一口鲜血，他赶紧去看医生，医生说他的肺部病灶比之前加重了，应该就是因为他不规则抗结核治疗的缘故。医生给他调整了药物，严肃地告知他不可以随意停药。

 小课堂

1. 哪些人容易患结核病

重要的危险因素包括高龄、营养不良、免疫抑制状态（如 HIV 感染、糖尿病、持续使用激素或免疫抑制药物，以及实体器官和异基因造血干细胞移植受者）、物质滥用（如吸毒、吸烟以及酗酒）。患有一些全身性疾病也可能增加结核感染风险，如慢性肾病、肝硬化、硅沉着病（又称矽肺）、恶性肿瘤等。

2. 如何预防结核病

结核分枝杆菌通过空气传播。带菌的飞沫由患者通过大声讲话、咳嗽、打喷嚏等动作释放到空气中，通常在与受感染者长时间接触后发生传播。人群普遍易感。建议遵循并教育咳嗽和打喷嚏的

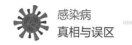
礼仪；保持室内通风；外出时定期洗手或进行手消毒；对于开放性肺结核患者建议到国家定点传染病医院就诊和治疗，以避免传染给他人。卡介苗可用于预防结核病，在儿童中更有效，在成人中的保护作用较弱。

3. 结核病如何治疗

结核病的治疗主要是使用抗结核药物，原则是早期、规律、全程、适量、联合使用，建议遵医嘱用药、规律随访，切勿擅自停药或调整药物。部分结核病患者的诊疗可能需要外科参与，比如骨结核，如果较为严重，可能需要骨科评估是否需要手术；结核性心包炎，如引起心包缩窄、心功能不全，则应就诊于心外科评估是否需要行心包剥脱术；以此类推。

结核病的防与治

 知识扩展

结核病治疗有哪些注意事项

精准的病原学诊断是结核病规范治疗的前提，由于不同部位的结核感染疗程不同，因此治疗前需要全面评估累及范围，必要时还需要使用有创手段清除病灶。由于结核病的起病症状通常较轻微、隐匿，近年来医务人员对结核病的警惕性也有所下降，而且部分常用的抗感染的药物如左氧氟沙星、莫西沙星等也对结核病有部分治疗效果，因此结核病常常被混同于一般细菌感染，引起误诊、漏诊，延误诊治时机，甚至可能危及生命。

误区解读

结核病的症状消失即可停药

这是不对的。抗结核治疗的疗程较长，肺结核一般为6个月，部分病情严重者，或肺外结核患者疗程需要更长。不正规治疗容易导致结核菌耐药，增加治疗难度，使得疗程进一步延长。抗结核只有坚持规范化全程性的药物治疗方可杀灭病菌，从而达到根治的目的。因此结核病患者应有足够耐心，不可过早停药。

久治不愈的"非"结核

老张得肺病已经几十年了，经常咳嗽咳痰，到了天气冷的时候还会发热、气喘。几十年下来，还算健壮的老张瘦得都脱相了。这一年老张的老毛病又犯了，这次比较重，还咯血了。老张儿子下决心带他好好看看这毛病，来到了感染病科。医生看过他的胸部CT，认为他不是普通的感染，而是疑似非结核分枝杆菌感染，后来的痰培养和病原基因检测也证实了医生的推测。经过针对性治疗，老张的症状逐渐好转，医生说这个病至少还需要继续用几个月的药。

 小课堂

1. 什么是非结核分枝杆菌

非结核分枝杆菌是结核分枝杆菌的"表兄弟"，同属于分枝杆

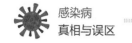
菌属。非结核分枝杆菌包含超过 200 个菌种，常见的有脓肿分枝杆菌、龟分枝杆菌、鸟分枝杆菌、胞内分枝杆菌、堪萨斯分枝杆菌、海分枝杆菌等。非结核分枝杆菌广泛存在于自然环境（如土壤和水）中。可以引起包括肺部、皮肤软组织、淋巴结乃至播散性的感染，以肺部感染最为多见。但这类菌致病力较弱，一般仅在免疫功能受损或有基础肺病的人群中引起感染，且传染性极弱，很少发生人和人之间的传播。

2. 非结核分枝杆菌肺病有哪些症状

非结核分枝杆菌肺病的症状多变且无特异性，通常包括咳嗽（咳痰或干咳）、乏力、呼吸困难、胸部不适，偶见咯血。本病常表现为慢性病程的肺部感染，病程可达数十年，一般的抗感染治疗往往无效。长期感染未经有效治疗可能导致肺部毁损，影响患者寿命；及时有效治疗可减缓肺功能的损伤。

3. 非结核分枝杆菌病如何治疗

治疗通常需要多个药物联合，疗程通常要至少持续 12 个月，确切的治疗时间取决于感染的基础原因或部位。例如，感染若位于抗菌药物容易渗透的部位，治疗 12 个月可能足够；而若感染位于抗菌药物渗透效果欠佳部位，如骨或关节，可能需要治疗更长时间。同样，对于有基础免疫抑制的患者，疗程取决于免疫缺陷的严重程度和可逆性；若患者处于持续性、重度的免疫抑制，可能需要长期治疗。

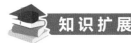 **知识扩展**

如何诊断非结核分枝杆菌肺病

除了典型的临床表现外，在患者的呼吸道标本中找到非结核分枝杆菌是最关键的诊断依据。呼吸道标本包括痰、肺组织以及肺泡灌洗液标本。标本培养出非结核分枝杆菌不但可以明确诊断，还可以进一步进行菌种鉴定和药物敏感性试验，以更加精准地制订治疗方案。

 误区解读

非结核分枝杆菌只会感染肺部

这是不正确的。非结核分枝杆菌广泛存在于天然水体、水族馆、海水、消毒不彻底的游泳池和自来水等水环境中，因此不小心被海产品扎伤、游泳时皮肤擦伤都有可能引起感染。此外，手术、拔牙、注射、穿孔、医美整形、文身或针灸时，若不注意无菌操作，也可发生感染。

答案：1. A；2. D；3. √

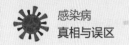

健康知识小擂台

单选题:

1. 以下最容易导致人感染高致病性禽流感的食物是
（　　）

　　A. 生吃鸡蛋　　　　　　B. 煮熟的鸡肉

　　C. 烤熟的鸭肉　　　　　D. 冰冻的鹅肝

2. 支原体是一种（　　）

　　A. 细菌　　　　　　　　B. 真菌

　　C. 病毒　　　　　　　　D. 不典型病原体

判断题:

3. 今年接种流感疫苗后也可能会得流感。（　　）

呼吸道传染病
自测题
（答案见上页）

感染性
出疹性疾病

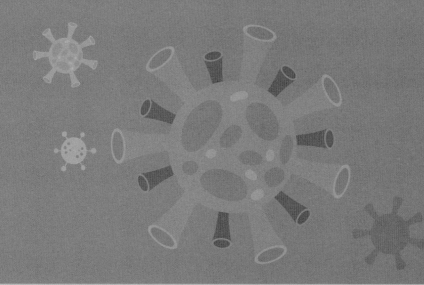

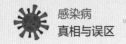
为什么说麻疹是"病毒界的扛把子"

　　豆豆是一名 7 月龄大的女童，3 天前妈妈发现豆豆出现少许咳嗽流涕、低热，以为是普通感冒，并未在意；第 4 天妈妈发现豆豆的耳后、颜面部出现红点，哭闹较平日增多，且发现身上发烫，测量体温 38.7 摄氏度，咳嗽也较前增多，眼睛发红，且不愿意吃奶，妈妈急忙送豆豆到医院就诊。医生追问妈妈，才知道豆豆 10 天前曾接触过患麻疹的小朋友，结合病情，医生考虑是麻疹合并肺炎。

 小课堂

1.　什么是麻疹

　　麻疹是由麻疹病毒感染所致的具有高度传染性的出疹性急性呼吸道传染病。主要通过直接接触和呼吸道分泌物飞沫传播。麻疹病毒的传染性极强，在空气飞沫中存在几小时仍具有传染性，具有"见面传""千年老病毒"的称号，号称"病毒界的扛把子"。麻疹是儿童最常见的传染病之一，严重威胁人类尤其儿童的健康，在麻疹疫苗普及接种前，麻疹是 5 岁以下儿童主要的"杀手"。为了有效预防和控制儿童麻疹的发生，我们应该掌握麻疹的常见症状、诊断方法和如何预防等基本健康知识。

2.　麻疹的常见症状和诊断方法

　　人感染麻疹病毒后，初始症状会出现发热及咳嗽、流涕等症状，感觉像感冒一样，婴幼儿可出现全身不适，表现为食欲下降、精神不振或呕吐、腹泻等症状，口腔内可能会出现像"细盐粒"或者"胡椒粉"一样的灰白色斑点；此后许多患者会出现红眼、流泪、畏光的表现；发热 3～4 天后，会出现始于面部并逐渐向全身扩散的红色皮疹，此时患儿发热的症状加重，热峰更高，咳嗽会加剧。皮疹出现 3～5 天后，体温开始下降至正常，食欲、精神也逐渐好转；皮疹开始变成棕色并按照出疹顺序逐渐消退，皮肤可能像日晒伤后一样发生蜕皮。但是如果出现以下情况之一应及时就诊：①有营养不良、免疫低下、合并结核的患儿或者孕妇出现以上症状；②持续高热，出现惊厥甚至昏迷的患儿。以上患者可合并并发症或发展为重症麻疹，应及时就医。

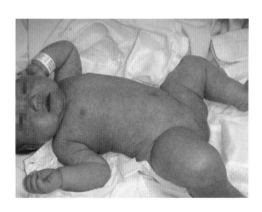

起病初期的躯干部皮疹

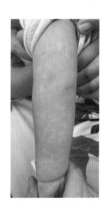

起病初期的上肢皮疹

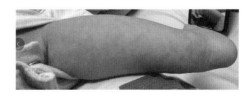

皮疹开始变成棕色并按照出疹顺序逐渐消退

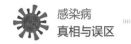
通过检测血清麻疹病毒 IgM 抗体、咽拭子或者尿液样本中麻疹病毒核酸来确诊麻疹。症状典型病例可以临床诊断。

3. 如何预防麻疹

接种麻疹疫苗可以有效预防麻疹的发生。我国免疫规划接种程序规定 8 月龄为麻疹疫苗初次接种年龄，18～24 月龄时加强接种 1 次，采用麻疹 - 流行性腮腺炎 - 风疹联合减毒活疫苗。此外，在麻疹流行期间，易感儿童应避免到人群聚集的地方，对于麻疹患儿停留过的房间应开窗通风并使用紫外线照射进行消毒，麻疹患者的衣物应在阳光下暴晒。

 知识扩展

麻疹的治疗

儿童感染麻疹病毒后，应尽早到医院就诊，请医生评估患儿病情并进行相关治疗。对轻症麻疹患儿，无特定治疗，但需保证充足的休息、足量的液体摄入，可以使用对乙酰氨基酚类药物进行退热。对于 18 岁以下的儿童应避免使用阿司匹林或含阿司匹林的药物。对于发生麻疹并发症或有严重基础疾病的患儿，须及时住院观察和治疗。

 误区解读

1. 只要接种了麻疹疫苗，就一定不会得麻疹

接种第 1 剂麻疹疫苗后有少部分婴儿不能产生有效的保护性抗

体，一般全程接种第 2 剂次就可以得到有效的免疫保护。但是免疫力较低的儿童可能接种疫苗的免疫应答较弱，保护性抗体持续时间较短；其次一些接受化疗、免疫抑制剂治疗的移植患者，疫苗产生的抗体会消失。因此，这些特殊人群一旦暴露于麻疹病毒，比如周围接触的人患麻疹或者生活地区有麻疹流行，即使接种过麻疹疫苗仍然有可能被感染。

2. 麻疹疫苗接种会导致得麻疹

接种麻疹疫苗 5 ~ 12 天后，少数婴儿会出现发热伴或不伴皮疹，这是麻疹疫苗的接种反应，并非得了麻疹，一般 2 ~ 3 天后发热或皮疹表现可自行消退。

3. 接种麻疹疫苗会造成孤独症

接种麻疹疫苗不会造成孤独症。科学家通过研究发现，麻疹疫苗与孤独症治疗没有任何关联。20 世纪 90 年代曾有一项研究称"孤独症和疫苗有关"，但该研究结论最终被证明是错误的。

孕妇和宝宝的双重"杀手"

小红育有一个可爱的男婴，但宝宝出生时体重较轻，体检发现宝宝有动脉导管未闭、白内障、血小板减少、贫血、间质性肺炎，听力检查没有通过，抽血发现血清风疹病毒抗体 IgM 阳性，IgG 也阳性，经医生诊断，宝宝确诊为先天性风疹综合征。小红回忆，在怀孕 8 周的时候和一个感染风疹的小朋友有过一段时间的接触，接触后 2 周小红出现了低热，大约 2 天症

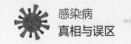

状就消失了。小红没有在意孕期的小插曲，也没有进行系统的产检。

 小课堂

1. 什么是先天性风疹

风疹是风疹病毒感染引起的常见急性传染病。风疹病毒通过口、鼻及眼部的分泌物，以及呼吸道飞沫传播。风疹冬春季发病较多，多见于学龄前及学龄儿童。约30%的易感幼儿在暴露后发生显性感染。孕妇在妊娠早期感染风疹病毒，病毒可以通过胎盘感染胎儿，可能发生流产、死产及胎儿先天畸形等问题，严重影响胎儿的早期发育。

2. 风疹病毒感染的常见症状和诊断方法

很多获得性风疹呈亚临床感染，症状性感染者病情较轻，前驱期（从起病至症状明显开始的时期）短暂或不明显，尤其是儿童。主要临床表现为皮疹和淋巴结肿大，包括耳后、枕部和颈后淋巴结肿大，皮疹始于面部向躯体蔓延，呈斑丘疹，不融合，皮疹持续3～5天，可能伴有声音嘶哑和结膜充血。不典型风疹仅表现为低热但无出疹。并发症较少见，成年女性关节炎和关节痛较常见，累及多个大小关节。风疹可引起脑炎，发病率约1/5 000。风疹后数周，偶见肾小球肾炎、血小板减少，系免疫反应所致。根据幼儿出疹特点临床作出初步诊断，发热1天内出皮疹，皮疹在24小时内遍及全身，出现耳后、枕后、颈后淋巴结肿大。出疹5天后单份血清风疹病毒特异性IgM抗体阳性、急性期和恢复期双份血清IgG抗体滴度升高≥4倍、鼻咽分泌物或尿液用聚合酶链反应

（polymerase chain reaction，PCR）方法检测到病毒核酸，可以确诊风疹。新生儿特异性 IgM 抗体增高提示经胎盘感染了风疹病毒。

孕期感染风疹病毒可对胎儿造成灾难性影响，在妊娠 16 周前诊断出的风疹病毒感染，胎儿先天性风疹感染的风险较高，可导致胎儿多个器官发生暂时性或永久性病变。先天性感染可出现出生后低体重、先天性心脏病、白内障、青光眼、血小板减少性紫癜、肝脾大、黄疸、溶血性贫血、间质性肺炎、长骨骺部钙化不良和前囟饱满等表现，心脏疾病最常见的有动脉导管未闭、肺动脉狭窄、房间隔缺损、室间隔缺损等。妊娠晚期感染可导致胎儿失聪及中枢神经系统的病变等。

3. 如何治疗风疹

大部分获得性风疹为轻症，无须特异治疗。对出现并发症的患者给予对症治疗。先天性风疹婴儿应全面评估后针对各个系统问题给予相应的干预治疗。

4. 如何预防风疹

风疹患者隔离至皮疹出现后 7 天，孕妇应尽可能避免与风疹患儿接触。妊娠前 4 周以上接种疫苗可预防妊娠期风疹。目前，可采用麻疹 - 流行性腮腺炎 - 风疹（麻腮风）联合减毒活疫苗用于风疹预防，重点针对 8 月龄以上儿童和育龄期妇女进行免疫预防，疫苗接种 2 剂保护效果持久，孕妇禁忌接种疫苗。

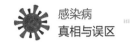

知识扩展

先天性风疹的评估

对于存在以下情况的婴儿，应考虑存在先天性风疹可能：①妊娠期确诊或疑似风疹病毒感染的母亲所生新生儿；②新生儿出生后有先天畸形、白内障、青光眼、血小板减少性紫癜、肝脾大、黄疸或者胎儿生长发育迟缓等临床表现。

对于疑似先天性风疹感染的新生儿评估包括：①回顾母亲孕期病史；②全面的体格检查，评估有无符合先天性风疹的体征；③监测血常规，评估是否存在血小板减少以及贫血；④血生化检测，评估转氨酶及胆红素水平；⑤超声心动图检查以明确是否存在先天性心脏病；⑥长骨 X 线检查；⑦眼科评估；⑧听力评估；⑨神经系统影像学评估。

误区解读

1. 感染风疹病毒后，可服用抗病毒药物治疗

这是不正确的。尚无明确特异有效的抗病毒药物治疗风疹。抗病毒药物的不合理使用可能对胎儿及婴幼儿带来副作用。轻症风疹无须治疗，有并发症者给予相应治疗。

2. 孕妇为了避免感染风疹病毒影响胎儿，可以通过接种麻腮风疫苗来进行主动预防

这是不正确的。不推荐已经怀孕的女性接种风疹疫苗，可能会对胎儿造成不良影响。育龄期女性在妊娠前至少 4 周（28 天）接种含风疹病毒的疫苗是预防妊娠期风疹的主要策略。

3.　风疹和"风疹块"是一个疾病

风疹是感染风疹病毒引起的一种传染病，而俗称的"风疹块"是指荨麻疹，常因过敏引起，典型的荨麻疹为瘙痒的风团样红斑。风疹和荨麻疹没有关系。

"青春痘"也会传染

　　小东这几天忽然发现同桌同学的面部出现了皮疹，部分呈水疱状，部分有结痂。小东以为同桌得了"青春痘"，几天后，小东无意间发现自己面部也出现了相似的皮疹，同时还出现在了四肢和躯干，自己还出现了发热，小东不禁嘀咕：这"青春痘"怎么也会传染？小东妈妈不放心，带他去了医院，结果医生一看就说小东得的是"水痘"，需要居家隔离，好好休息，并给开了一些药物，经过治疗小东体温恢复了正常，皮疹也逐步消退了。

 小课堂

1.　什么是水痘 - 带状疱疹病毒

水痘 - 带状疱疹病毒（varicella-zoster virus，VZV）属于人类疱疹病毒 α 科，命名为人类疱疹病毒 3 型。它是一种 DNA 病毒。VZV 可经飞沫和 / 或接触传播，原发感染主要引起水痘。VZV 可沿感觉神经轴突逆行或经感染的 T 细胞与神经元细胞融合，转移

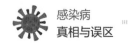
到脊髓后根神经节或脑神经节内并潜伏，当机体抵抗力降低时，VZV 特异性细胞免疫下降，潜伏的病毒再激活，大量复制，通过感觉神经轴突转移到皮肤，在相应皮节引起带状疱疹。

2. 如何预防 VZV 感染

水痘和带状疱疹患者应采取接触隔离措施，水痘和免疫功能低下的播散性带状疱疹患者还应采取呼吸道隔离至皮肤全部结痂。疫苗接种是预防水痘和带状疱疹的有效措施。常规接种 VZV 疫苗可预防水痘，减轻突破性感染的病情，降低病毒的传播风险。目前，我国没有统一的水痘减毒活疫苗接种方案，1 ~ 12 岁儿童一般推荐接种 1 剂次，作为基础免疫，13 岁及以上应接种 2 剂次，2 剂之间间隔 4 ~ 8 周。带状疱疹疫苗接种的目的是抑制 VZV 再激活，2020 年 6 月，重组亚单位疫苗在我国上市，推荐用于 50 岁及以上免疫功能正常的人群接种以预防带状疱疹。

 知识扩展

水痘的并发症

成人患者或任何年龄段免疫功能受损患者原发性水痘感染的临床表现较严重，尽管疫苗接种很大程度上减轻了疾病的严重程度，但仍可能发生并发症，常见并发症包括皮肤和软组织感染、脱水、脑炎、肺炎，甚至肝炎等；其他并发症还包括腹泻、咽炎和中耳炎。

误区解读

接种水痘疫苗后就一劳永逸，不会再有感染风险了

任何疫苗都有接种失败的风险，若疫苗接种时年龄较小，使用糖皮质激素或者在接种水痘疫苗前接种了其他疫苗，则在接种水痘疫苗后存在无法出现保护性免疫应答的风险，即原发性疫苗接种失败。接种之后出现初始免疫应答，但部分人群可能会逐渐丧失免疫力，被称为继发性疫苗接种失败，常见于突破性水痘。"突破性水痘"或"轻微水痘样综合征"是指既往接种过水痘疫苗的个体在暴露于野生型病毒后发生的感染。发生突破性感染的患儿仍能将水痘病毒传播给其他儿童。

乘虚而发的潜伏者
——带状疱疹

小李每天加班工作很辛苦。近两天，小李觉得腰背部总是有瘙痒感，自觉应是蚊虫叮咬所致，故未放在心上。晚上洗澡时忽觉瘙痒部位出现剧痛，往镜子里一看，腰背部皮肤竟长出数个水疱，小李自行涂抹了些地塞米松乳膏。然而疼痛使小李一夜辗转难眠，无奈之下次日只得请半天假赶至医院皮肤科就诊。临床经验丰富的皮肤科医生一眼就看出小李得的是带状疱疹，嘱咐小李好好休息，开了口服抗病毒药物及外涂的药物。半个月左右小李的皮疹就痊愈了。

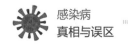
 小课堂 ● ● ● ● ● ● ● ● ● ● ● ● ● ● ●

1. 什么是带状疱疹

带状疱疹是由水痘 - 带状疱疹病毒引起的出疹性疾病。水痘 - 带状疱疹病毒初次感染人体可引起水痘或隐性感染，而后潜伏于神经细胞中。在机体免疫力低下时，如外伤、感染、过劳、肿瘤、使用免疫抑制剂等，潜伏的病毒再次激活，病毒沿着神经转移到相应的皮肤，出现带状疱疹，也可使神经节发生炎症，出现节段性神经痛。在水痘的时候，病毒可经飞沫和接触痘液传播，人群普遍易感。

2. 带状疱疹的常见症状和诊断方法

初期局部皮肤有瘙痒、疼痛或感觉异常，进而出现红疹、疱疹，沿神经支配的区域串连成带状，以躯干和面额部多见，多呈单侧分布，病程 3 周左右，少数遗留神经痛可达数月之久。带状疱疹可引发剧烈疼痛，当疼痛发作时，患者感觉像被"刀割、电击、针刺、烧灼"，最高可达 10 级痛感，是仅次于癌痛、分娩痛的第三大疼痛原因。临床典型的带状疱疹，一般无须实验室检查，由有经验的医生凭借临床表现即可诊断。但对于无免疫应答或非典型表现的患者，可通过病毒分离、抗原检查、核酸检测等方法明确诊断。

3. 如何预防带状疱疹

带状疱疹的预防手段主要是提高自身抵抗力。接种带状疱疹疫苗也可有效预防带状疱疹感染。

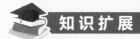

知识扩展

带状疱疹的治疗

带状疱疹的治疗以抗病毒药物为主，如阿昔洛韦、泛昔洛韦、伐昔洛韦。可配合如炉甘石洗剂、阿昔洛韦乳膏、喷昔洛韦乳膏等外用药物。并且注意保持皮肤的清洁干燥，预防细菌感染的发生。

 误区解读

1. **带状疱疹是普通的皮肤病**

   带状疱疹不是普通的皮肤病。如果患者早期没有重视及早就诊，可留下顽固性神经痛，持续数月或更久。极少数免疫低下、年老体弱或肿瘤患者可并发脑炎、脑膜炎、脊髓炎而危及生命。

2. **斩断"蛇头""蛇尾"，"蛇缠腰"就能好**

   中医称带状疱疹为"蛇串疮""缠腰龙"，故民间有斩"蛇头"、断"蛇尾"的"土"方法（画符、灯芯灸烧灼等）。这些方法不但无法治愈疱疹，还容易导致继发细菌感染而加重病情。

新手爸妈必备技能
——认识手足口病

美美在幼儿园读小班，卫生老师发现美美喉咙口有疱疹，就让美美妈妈带她到医院看一下。医生再次对美美进行了检查

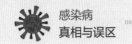

发现美美咽部有三粒疱疹，手心和脚底也有几处红色丘疹，而且这时美美出现了发热。医生说美美是手足口病，做完检查后医生开了些药，就让美美妈妈带她回家休息，5 天后再来复查。5 天后美美的体温完全正常，食欲也好转，再次到医院，医生检查过后说她已经完全好了，再居家隔离几天就可以回幼儿园和同学们在一起了。

 小课堂

1. 什么是手足口病

手足口病是由肠道病毒感染引起的一种儿童常见传染病，多见于 5 岁以下儿童，会导致咽部疱疹及手、足等部位皮疹，并伴有发热、咽痛等症状。

2. 手足口病的传播途径是什么

引起手足口病的病毒为肠道病毒，主要通过粪 - 口途径传播。患者粪便、咽喉分泌物、唾液、疱疹液都含有肠道病毒，因此也可以通过呼吸道分泌物传播。一般粪便排毒时间较长，呼吸道排毒时间较短。

3. 手足口病都有哪些症状

手足口病的潜伏期通常为 3 ~ 5 天，患儿通常急性起病，口腔黏膜出现散在疱疹溃疡，手、足和臀部出现斑丘疹，常伴有发热，可伴有咽痛、流涕、食欲减退、流涎等症状。因咽部疱疹患儿常诉口腔或咽喉疼痛，导致食欲减退甚至拒食。少数患儿会发生脑炎、脑膜炎、心肺衰竭等严重并发症。

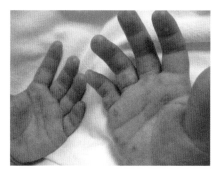

手足口病手部皮疹

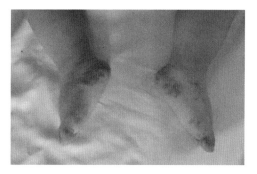

手足口病足部皮疹

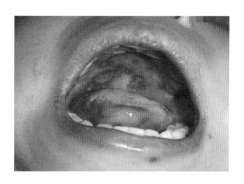

手足口病咽部疱疹

4. 如何预防手足口病

（1）接种 EV71 疫苗：绝大多数重症手足口病都由肠道病毒
71 型（EV71）引起，因此 EV71 疫苗对于重症手足口病具有很好
的保护效果。EV71 灭活疫苗在我国率先研制成功并使用，用于 6
月龄～5 岁儿童接种，接种 2 剂次，间隔 28 天。

（2）注意个人卫生：保持良好的个人卫生习惯是预防手足口
病的重要措施。勤洗手，尤其饭前便后要洗手，儿童玩具和常接触
到的物品和物品表面定期进行清洁消毒。

（3）避免与手足口病患儿密切接触。

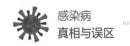

5. 得过手足口病还会再得手足口病吗

引起手足口病的肠道病毒有 20 多种型别，由于不同型的肠道病毒感染后不能提供交叉免疫保护，因此机体可重复感染。EV71 是引起重症手足口病的主要优势型，疫苗应用后 EV71 引起手足口病明显减少，目前我国柯萨奇病毒引起的手足口病也常见。

手足口病科普
小知识

 知识扩展

1. 小朋友感染手足口病如何治疗

无特效抗病毒药物，主要为对症支持治疗。患儿适当休息，急性期居家隔离，清淡饮食，做好口腔和皮肤护理，对症退热，如高热持续或者因口咽疱疹溃疡引起疼痛而不愿进食进水引起脱水者，应给予补液治疗。

2. 疱疹性咽峡炎和手足口病有什么不同

疱疹性咽峡炎和手足口病是一对孪生兄弟，都是由肠道病毒感染引起，只是引起疱疹性咽峡炎的主要病毒型别和手足口病有所不同，疱疹性咽峡炎没有皮疹，口咽部疱疹和手足口病是一样的，也可以认为疱疹性咽峡炎是手足口病早期的一种表现，主要表现为咽部疱疹而手、足、臀部等部位无皮疹。

3. 接种 EV71 疫苗是否就可以预防小朋友以后不再患手足口病

EV71 疫苗是预防由 EV71 引起的手足口病，对于其他型别肠道病毒如常见的柯萨奇病毒 A 组 2、10、16 型没有交叉免疫保护效果。因此，孩子即使接种了 EV71 疫苗，也不能完全预防手足口病，但可以有效预防重症手足口病，显著降低重症手足口病的发病率。

 误区解读

1. 手足口病小朋友血常规白细胞高，需要使用抗生素消炎

白细胞是炎性指标，手足口病虽然是由肠道病毒感染引起，但同样可引起白细胞和 C 反应蛋白显著升高，抗生素对治疗肠道病毒感染无效。除非有合并细菌感染依据，才有使用抗生素的指征。

2. 手足口病小朋友只要体温和食欲正常就可以去学校上学了

手足口病症状消退后，大部分患儿粪便中的病毒仍可持续排出一段时间，过早复学会传染其他小朋友，建议孩子在手足口病病程 10 ~ 14 天后复学。

"草莓舌"是因为草莓吃多了吗

丽丽是一名小学生，性格活泼好动。有一天下班回家，妈妈发现家里的草莓都被丽丽吃光了。第二天一早，丽丽就觉得自己浑身不舒服，照镜子的时候，发现自己的舌头上长了好多白色凸起的小颗粒，布满整个舌面，就像"草莓"一样。"妈妈，妈妈！我的舌头变成草莓了！"刚开始，还以为是草莓吃多了，但很快丽丽出现发热、喉咙痛，身上也长出了皮疹，痒得不行。于是妈妈赶快带丽丽到医院检查，发现是得了猩红热。

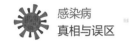

小课堂 ● ● ● ● ● ● ● ● ● ●

1. 什么是猩红热

猩红热是由 A 组 β 型溶血性链球菌（也称为化脓性链球菌）引起的急性呼吸道传染病。猩红热特征性的临床表现有发热、咽痛、"草莓舌"、全身弥漫性红色皮疹。有些患儿会出现化脓性扁桃体炎，表现出非常明显的咽痛症状，还有些患儿会出现小的、高于皮肤表面的突起皮疹，皮肤可能摸上去较粗糙，像是"砂纸"，这些皮疹往往会伴有痒感，后期皮疹消退过程中会出现皮肤脱屑。少部分患儿还会出现颈部淋巴结肿大等其他症状。这些症状通常会在 2 ~ 5 日好转。

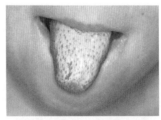
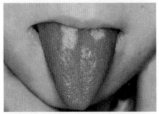

猩红热的"草莓舌"

2. 猩红热的皮疹是什么样的

猩红热皮疹是一种弥漫性红斑，按压时变白，伴有许多小的（直径 1 ~ 2 毫米）丘疹样隆起，使皮肤表面呈"砂纸"样。皮疹通常始于腹股沟和腋窝，并伴有口周苍白和"草莓舌"。随后，皮疹迅速蔓延至躯干，然后蔓延至四肢，最后脱屑。手掌和足底通常不出现皮疹。皮疹在腹股沟、腋窝、肘前区、腹部等区域的皮肤皱褶处及压觉点周围最明显。常在肘前窝和腋下皱襞呈现出线状瘀点，称为"线状疹"。

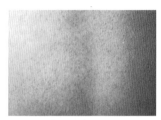
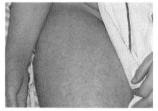
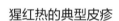
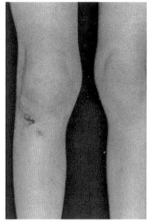
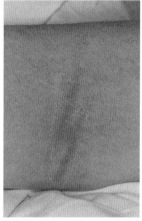

猩红热的典型皮疹　　　　　猩红热的"线状疹"

3. 猩红热是否具有传染性，通过什么方式传染

猩红热具有传染性，在我国为乙类传染病。猩红热的传染源主要有猩红热患者和带菌的无症状感染者。病菌通过飞沫经呼吸道传染，还可以通过破损的皮肤或黏膜传播。一年四季都有发生。易感人群为学龄儿童和青少年，尤以 5～10 岁学龄儿童居多。

 知识扩展

猩红热的预防和治疗

目前，并没有预防猩红热的疫苗可以接种，因此，猩红热并不

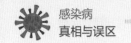

像水痘等其他传染病可以通过疫苗控制。预防猩红热的关键在于控制传染源。猩红热有一定的季节流行规律，在冬春季好发，在我国春夏季也会流行。在猩红热流行期间，家长应避免带孩子到公共场所等人员聚集处，应注意通风。此外，加强运动、膳食平衡对预防疾病的发生也有很好的作用。

一旦孩子感染猩红热，应尽早到医院就诊，并接受抗感染治疗，首选青霉素治疗，如果过敏可以使用第一代头孢菌素治疗。应避免使用红霉素、阿奇霉素等在我国耐药率较高的大环内酯类抗菌药物。

令人"头疼"的"大嘴巴病"

　　小丽起床后发现自己左边脸肿了，还有点疼，第二天她出现了发热，脸肿得更明显了，奶奶给小丽口服消炎药，又把膏药贴在了肿胀的脸上。可是小丽仍发热，且双侧脸颊都出现了肿胀，伴有头痛、呕吐，奶奶马上将小丽送到医院。经过医生的检查，她被确诊为流行性腮腺炎，这时候奶奶想起来，两周前邻居小明有"发热、大嘴巴"的症状，他们常一起玩耍。医生告诉奶奶，小丽出现头痛、呕吐，可能合并脑膜炎。经过治疗，小丽的症状明显好转了。

 小课堂

1. 什么是流行性腮腺炎

流行性腮腺炎是儿童时期常见的传染病，是由腮腺炎病毒感染

082

引起的急性呼吸道传染病，主要通过接触流行性腮腺炎患者和隐性感染者传播。主要表现为发热、乏力、食欲缺乏，随后 48 小时内出现腮腺肿胀（以耳垂为中心"马鞍形"肿大），可并发脑膜脑炎、胰腺炎、睾丸炎、卵巢炎等。

2. 流行性腮腺炎的常见症状和诊断方法

感染流行性腮腺炎后，通常会出现发热、全身无力、头痛、食欲缺乏、呕吐等前驱症状。腮腺肿大先发生于一侧，然后另一侧也出现肿大；腮腺肿大的特点是以耳垂为中心，向周围扩大，边缘不清、触之有弹性及痛感，表面皮肤不发红。腮腺肿胀 3~5 天达到高峰，随后逐渐缩小，一般 2 周内可完全消退。多伴有颌下腺肿大。患儿感到腮腺局部胀痛，张口和咀嚼时更为明显。流行性腮腺炎可并发脑膜脑炎、胰腺炎、睾丸炎、卵巢炎等。患儿如存在流行性腮腺炎接触史、出现腮腺肿胀、疼痛等症状，须及时就医明确。医生会根据患儿的临床表现、流行病学史和实验室检查结果来确定是否为流行性腮腺炎。

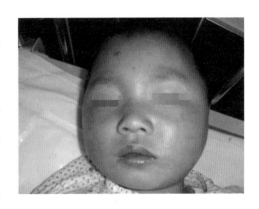

流行性腮腺炎的临床表现

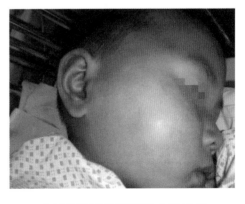

流行性腮腺炎腮腺肿大的特点

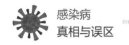
3. 如何预防流行性腮腺炎

我们应该做到以下几点：①按时接种疫苗，腮腺炎疫苗可有效预防流行性腮腺炎，接种两剂次可有良好保护效果，目前我国为儿童8月龄和18月龄接种2剂次麻疹 - 流行性腮腺炎 - 风疹3联疫苗；②对有流行性腮腺炎症状的患儿应及时就诊，明确诊断后及时隔离；③保持良好的卫生习惯，生活学习空间保持良好通风，经常洗手。

 知识扩展

流行性腮腺炎的治疗

患儿出现疑似流行性腮腺炎症状后，应尽早到医院就诊。流行性腮腺炎无有效抗病毒药物，如无并发症，治疗以对症治疗为主，患儿应注意休息，补充水分和充足营养，维持水、电解质代谢平衡；忌食带酸味、坚硬食物，减少咀嚼和刺激食物对口腔腺体的刺激；注意监测体温，及时降温；肿胀腮腺可给予局部温敷。对存在并发症的患儿，应根据不同情况处理。如合并胰腺炎时，应禁食禁水，静脉补液治疗以维持能量供给和水、电解质代谢平衡；合并睾丸炎时，局部可给予冷湿敷，将阴囊吊起，严重者可短期应用糖皮质激素治疗；合并脑膜炎或脑炎时，应给予相应降颅内压处理。

 误区解读

所有腮腺炎都是传染病

此说法错误。引起腮腺炎的病原体有很多种，包括细菌和病毒，只有腮腺炎病毒引起的流行性腮腺炎才属于法定传染病。其余病原体引起的腮腺炎不属于传染病。

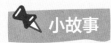 **腮腺炎疫苗的来历**

　　美国使用的腮腺炎疫苗是由微生物学家莫里斯·希勒曼（Maurice Hilleman）分离到的腮腺炎病毒"Jeryl Lynn 株"生产的。当他的女儿杰里尔·林恩·希勒曼（Jeryl Lynn Hilleman）患腮腺炎时（1963 年），希勒曼博士从她的喉咙分泌物中分离出了病毒，并通过传代减毒为疫苗株。

浪漫的"亲吻病"

　　22 岁的大宇最近比较烦恼，他已经连续低热 2 个星期，喉咙也痛得厉害，吃了好几天"感冒药"，可就是不见好，颈部淋巴结也肿了起来。后来，大宇来到一家三甲医院的感染病科就诊。经过化验发现，他的外周血异型淋巴细胞竟然高达35%，肝功能也出现了异常，EB 病毒复制竟然超过了 10^5/ 毫升。医生诊断为传染性单核细胞增多症。经过 3 个星期的休息和保肝治疗，大宇的各项指标逐渐恢复了正常。这才终于明确，原来是得了传说中的"亲吻病"。

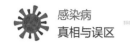

小课堂

1. 什么是传染性单核细胞增多症

传染性单核细胞增多症是由 EB 病毒感染引起的一种急性传染性疾病，好发于青少年，可导致发热、咽痛、疲倦和颈部淋巴结肿大。由于本病主要通过唾液传播，因此又被称为"亲吻病"。

2. 传染性单核细胞增多症是怎样传染的

EB 病毒是一种广泛传播的疱疹病毒，通常存在于患者的唾液中，并且可在唾液中长时间持续高水平排出。起病后口腔持续排出病毒的中位时间约为 6 个月。如果与患者存在接吻、共用餐具、共用口巾等行为，则可能感染。

3. 传染性单核细胞增多症的典型表现有哪些

典型表现包括发热、咽痛、淋巴结肿大，在出现上述特异性的表现前，通常有乏力、头痛或者低热等症状。咽痛通常伴随着扁桃体肿大渗出，常可见到扁桃体化脓样表现。患者的淋巴结肿大通常为对称性分布，更常累及颈部及耳后淋巴结，常伴有触痛，一般在第 1 周达到峰值，2~3周内逐渐消退。约 50% 的患者会出现脾大。实验室检查可提示外周血异型淋巴细胞和肝功能异常。

传染性单核细胞
增多症科普
小知识

知识扩展

1. 如果家里有人得了传染性单核细胞增多症，需要隔离吗

不需要隔离。EB 病毒感染主要通过体液传播而非接触传播，

故不需要隔离。避免与患者出现接吻、共用餐具等即可。

2. **患了传染性单核细胞增多症，何时能恢复正常工作或学习**

因有超过 50% 的传染性单核细胞增多症患者可能在症状出现的前 2 周内出现脾大，因此应当尽量避免在病程早期（3 周内）进行体力劳动及体育运动。在保证充分休息的前提下，待身体各项症状好转之后，即可逐渐恢复正常学习或工作。

 误区解读

患了传染性单核细胞增多症，可以自己找些抗生素治疗

这是不正确的。本病的病因是 EB 病毒感染，抗菌药物对其无效，反而可能造成耐药性或副作用。本病治疗方法主要为支持治疗，比如保证充分休息，摄入足够的液体和营养，可使用对乙酰氨基酚来控制体温、咽痛及淋巴结疼痛等症状；有肝功能异常的患者可以采用保肝治疗。抗病毒药物阿昔洛韦可以抑制 EB 病毒，但对于潜伏性感染无效，也不能治愈感染。部分重症患者可能需要糖皮质激素治疗。

答案：1. D；2. A；3. ×

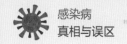

健康知识小擂台

单选题：

1. 以下关于带状疱疹描述正确的是（　　）

    A. 由单纯疱疹病毒所引起

    B. 侵犯儿童可引起带状疱疹

    C. 以弥散性小水疱为特征

    D. 通常伴有明显的神经痛

2. 引起手足口病的病原体是（　　）

    A. 肠道病毒　　　　　　B. 流感病毒

    C. 细菌感染　　　　　　D. 轮状病毒

判断题：

3. 流行性腮腺炎患者可以自己去药店买一些抗病毒药物
   来治疗。（　　）

感染性出疹性
疾病自测题

（答案见上页）

消化道传染病

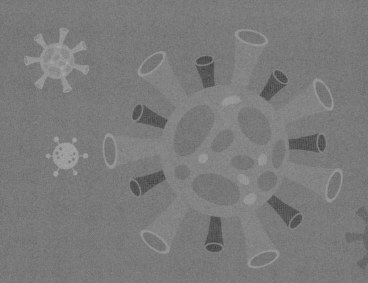

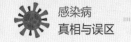
"伤寒玛丽"的厨师梦

　　小杨是一名在校大学生，平时爱点外卖。入夏后的1周以来，小杨出现持续发热，体温最高41摄氏度，并伴有恶心、呕吐、腹痛、腹胀、腹泻等症状，于是到校医院就诊。由于小杨所在的地区每年夏天都会出现伤寒病例，接诊医生怀疑他感染了伤寒，建议他立即到当地医院感染病科进一步诊治。感染病科医生通过检查，确诊小杨感染了伤寒，经过积极抗菌治疗及对症支持治疗，小杨的病情逐渐好转并康复出院。

 小课堂 ● ● ● ● ● ● ● ● ● ● ● ● ● ● ● ● ●

1. 什么是伤寒

　　伤寒是由伤寒杆菌引起的一种急性肠道传染病，主要通过饮用被伤寒杆菌污染的水或进食被伤寒杆菌污染的食物而发病。据统计，全球每年约有2 100万人感染伤寒，约60万人死于伤寒。

2. 伤寒的主要临床特征和诊断方法

　　伤寒的主要临床特征为持续发热、表情淡漠、反应迟钝、相对缓脉（体温39～40摄氏度，脉搏仅80～90次/分）、消化道症状（包括恶心、呕吐、腹痛、腹胀、腹泻或便秘等）、玫瑰疹（淡红色小斑丘疹，直径约2～4毫米，压之褪色，主要分布在胸腹部）、肝脾大和白细胞减少等，有时可出现肠出血、肠穿孔等严重并发症。

　　临床医生可以根据患者的临床特征、实验室检查结果（血培养、骨髓培养具有确诊意义）及流行病学史（不洁饮食史、伤寒患者接触史、罹患伤寒史等）来确定患者是否感染伤寒。

3. 如何预防伤寒

预防伤寒我们应该做到：①控制传染源。患者应及早隔离治疗；要对慢性带菌者进行治疗、监督和管理；对密切接触者要进行医学观察。②切断传播途径。这是预防本病的关键性措施，应做好水源管理、饮食管理、粪便管理和消灭苍蝇、蟑螂等卫生工作；应养成良好的卫生习惯，避免饮用生水，避免进食未煮熟的肉类食品，进食水果前应洗净或削皮。③提高人群免疫力。易感人群应进行预防接种。

 知识扩展

1. 伤寒的传染源

伤寒患者或带菌者是伤寒的唯一传染源。患有胆石症或慢性胆囊炎等胆道系统疾病的女性或老年患者容易变为慢性带菌者，少数患者可终身排菌，是伤寒不断传播甚至流行的主要传染源。

2. 如何治疗伤寒

在确诊伤寒后应给予抗菌治疗。喹诺酮类药物为首选药物，第三代喹诺酮类药物（如左氧氟沙星、环丙沙星）口服吸收较好，在血液、胆汁、肠道和尿路的浓度较高。第三代头孢菌素（如头孢他啶、头孢曲松）抗菌活性较强、胆汁浓度较高、毒副反应较低，尤其适用于孕妇、儿童和哺乳期妇女。

除了使用抗菌药物外，伤寒患者应严格卧床休息，给予对症支

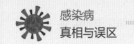

持治疗。发热期应流质或半流质饮食，退热后可从稀饭、软饭逐渐恢复至正常饮食，饮食恢复应循序渐进，切忌过急。高热时可物理降温，不宜使用大量退热药物。便秘时可使用开塞露，禁盲目使用泻药。腹胀时应少糖低脂饮食，可使用肛管排气，禁用促进肠蠕动药物。治疗期间还须防治肠出血、肠穿孔、中毒性肝炎、中毒性心肌炎等相关并发症。

小故事　"伤寒玛丽"的厨师梦

玛丽·梅伦 1869 年出生于爱尔兰，15 岁时移民到美国。起初她靠做女佣维持生计，因为发现自己有烹饪天赋，于是转行做了厨师。然而，在她短暂的厨师生涯中，却发生了非常诡异的事情：只要她在哪里做厨师，哪里就会发生伤寒。据统计，玛丽共导致 51 人感染了伤寒，其中 3 人死亡。在美国，玛丽是第一个被认定为携带伤寒杆菌的健康带菌者。1915 年，美国卫生部门对她执行终身隔离。1938 年，玛丽死于肺炎，享年 69 岁。

致命肉毒"菌"知多少

王阿姨是一名退休工人，常在家制作腌肉、腌鱼、腌鸡蛋等食物。有一天，她食用了自制的腊肉后出现了四肢无力、胸闷气短、呼吸困难等症状，被"120"救护车送至某医院急诊，急诊科医生立即给予气管插管等处理后转入 ICU。但经过检查，医生并未发现明显异常，那她到底得了什么病呢？为什么病情变化如此之快？经过仔细询问病史，原来她食用的"自制腊肉"有霉变的情况。医生诊断为"食源性肉毒中毒"。经过紧急救治，她的生命体征才逐渐稳定下来。

 小课堂

1. **什么是肉毒中毒**

肉毒杆菌属革兰氏阳性杆菌，属于厌氧菌，所有类型的肉毒杆菌都能产生外毒素，即肉毒毒素，这种毒素是一种毒性极强的嗜神经毒素，且无色、无味、不易察觉，对人的致死量仅为 0.01 毫克左右。如不及时治疗，病死率较高。

2. **肉毒中毒有哪些症状**

（1）消化道症状：可出现恶心呕吐、腹痛腹泻等消化道症状，多是毒素刺激消化道引起的。

（2）神经中毒症状：可出现四肢发麻、无力，累及不同的神经就可以表现出不同的神经刺激症状，比如斜视、呼吸困难、吞咽困难、咀嚼无力等，严重的可出现呼吸衰竭，导致患者死亡。

（3）全身症状：表现为头晕、头痛、全身无力，身体极度虚弱，可出现意识丧失等严重影响患者生命的情况。

3. **哪些食物可以引起肉毒中毒**

（1）发酵类食物：常见于罐装类食品，比如豆瓣酱、辣椒酱等。

（2）腌制类食物：常见的为腌肉、臭鸡蛋、咸鱼、腊肉、腊肠等。

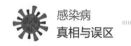
（3）奶制品：没有杀菌的牛奶，比如刚挤出来的新鲜牛奶等。

（4）其他：一些土壤中生长的蔬菜和水果等。

4. 肉毒中毒该怎么预防

（1）煮熟食物：肉毒毒素通常在75～85摄氏度加热30分钟，或是在100摄氏度时加热10分钟就可以被破坏，因此平时尽量吃煮熟煮透的食物，特别是肉类。

（2）禁止食用腐败变质的食物，加强食品安全控制。

（3）加工后的食品不立即食用的话要马上冷却，低温贮藏。

（4）生鲜蔬菜要清洗干净，注意卫生。

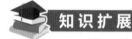 知识扩展

1. 如何诊断肉毒中毒

（1）病史：患者多有食用腊肉、罐头等病史。

（2）临床表现：患者多出现神经系统症状和体征，比如呼吸困难、面瘫、复视、斜视等。

（3）实验室检查：患者的血清及大便能检测到肉毒毒素。

2. 肉毒中毒该怎么治疗

紧急治疗：及时就医，立即进行洗胃或灌肠等，目的是避免毒素被进一步吸收。

通气治疗：肉毒中毒之后容易出现呼吸困难，要进行通气治疗，比如机械通气或气管插管等。

药物治疗：目的是促进神经细胞的恢复，还可以使用多价抗肉毒毒素血清进行治疗，对本病有特效，而且越早使用越好。

误区解读

不食用腌制食物，就不会肉毒中毒

这是不正确的。虽然肉毒毒素主要通过腌制的食物传播，比如腌肉、腊肉及制作不良的罐头食品，但是一些发酵或霉变的食物，还有新鲜未经消毒的牛奶，也存在肉毒毒素的可能。因此，即使没有直接食用腌制食物，也应该保持警惕，遵循预防措施，出现症状及时就医。

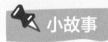 小故事 肉毒毒素的"前世今生"

在 19 世纪 20 年代，德国一名叫 Justinus Kerner 的医生发现食用变质的香肠后患者可出现呼吸麻痹瘫痪类疾病，其通过化学提取出一种化学物质称为"肉毒毒素"，后经过比利时的细菌学家在 1895 年发现肉毒杆菌可产生肉毒毒素，使人们对其有了进一步的认识和了解，20 世纪开始，肉毒毒素已经可以提炼出来，用于医学美容等行业。

腹泻中的"痢"害"杀手"

炎炎夏日，小军约了几个朋友来到烧烤摊，他们点了很多烤串和海鲜，当然也少不了冰啤酒。第二天早晨，小军自觉畏寒，随后出现发热，伴有剧烈腹痛、腹泻，开始为稀水样便，

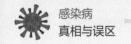

后来逐渐变为黏液脓血样便，而且总有种想拉还拉不干净的感觉，坐在马桶上无力站起。家人发现小军越来越虚弱，并且脸色苍白，赶紧送他就医。医生经过检查，并且完善了血常规、粪便常规及粪便培养，确诊小军得了细菌性痢疾，经过积极治疗，小军的症状才逐渐好转。

 小课堂

1. 什么是细菌性痢疾

细菌性痢疾（简称"菌痢"）是由志贺菌（也称"痢疾杆菌"）引起的肠道传染病，主要通过消化道传播，终年散发，夏、秋季可引起流行。主要表现为腹痛、腹泻、排黏液脓血便以及里急后重（排便频繁但每次排便量少，伴有排便不尽或排便急迫感）等，可伴有发热及全身毒血症状，严重者可出现感染性休克或中毒性脑病。

2. 菌痢的分型和典型症状

根据疾病持续的时间长短，细菌性痢疾可以分为急性菌痢和慢性菌痢，急性菌痢根据临床表现可分为普通型、轻型、重型和中毒性菌痢。普通型菌痢具有较典型的痢疾症状，如发热，体温可高达39摄氏度左右，初期可只有恶心、呕吐等症状，数小时后出现阵发性腹痛、腹泻，开始为稀水样便，继而出现黏液脓血便及里急后重感。中毒性菌痢又可分为休克型、脑型和混合型；而中毒性菌痢往往病情进展迅速，严重时可危及生命。细菌性痢疾要早发现早治疗，防止发展为慢性菌痢。凡病程超过2个月者，称为慢性痢疾，多数是因急性痢疾治疗未得到有效治疗或患者抵抗力低下，如营养不良或有胃肠道基础疾患等导致。

3. 菌痢的诊断

通常根据以下一些特征来诊断：夏秋季发病，患者有不洁饮食或与菌痢患者接触史；急性期临床表现为发热、腹痛、腹泻、里急后重及黏液脓血便，左下腹有明显压痛等症状、体征；粪便镜检有大量白细胞（ ≥ 15 个 / 高倍视野）、脓细胞、红细胞；粪便培养出志贺菌可作为确诊依据。慢性菌痢患者则有急性痢疾史，病程超过 2 个月而病情未愈。

 知识扩展

1. 菌痢的药物治疗

轻型菌痢患者以充分休息、对症处理及医学观察为主。严重病例需要应用抗生素进行治疗，因其既可缩短病程，又可减少带菌时间。常用的抗菌药物有喹诺酮类（如环丙沙星、左氧氟沙星）、头孢类（如头孢曲松）、阿奇霉素等。小檗碱（黄连素）有减少肠道分泌的作用，可与抗生素同时使用。

2. 得了菌痢，饮食要注意什么

菌痢患者饮食一般以流质或半流质为宜，忌食多渣多油或有刺激性的食物。恢复期可根据具体情况逐渐恢复正常饮食。有脱水现象者可给予口服补液盐。如有呕吐等而不能进食者，则可给予生理盐水或 5% 葡萄糖盐水静脉滴注，输入液体量视失水程度而定，以保持水和电解质平衡。

3. 菌痢患者的日常护理

菌痢患者应给予胃肠道隔离，直至症状消失、大便培养连续 2

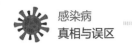

次阴性为止。予清淡流质饮食、抗感染及止泻对症治疗。对痉挛性腹痛可使用阿托品及腹部热敷，忌用显著抑制肠蠕动的药物，以免延长病程和排菌时间。

 误区解读

1. 腹泻好转就代表菌痢彻底被治愈了

这种说法不够准确。菌痢的治愈不能以有无症状作为停止治疗的标准，而应以肠道病变是否愈合及粪便内是否还存在痢疾杆菌为判断依据。因此，治疗过程中应复查粪便常规及粪便培养，直至粪常规正常、粪培养转阴。如果疗程不足，则容易转变成慢性菌痢。慢性菌痢经久不愈，也可反复急性发作，经常腹痛、腹胀、腹泻、排黏液脓血变，严重影响身体健康，影响儿童生长发育，并可能成为长期传染源。

2. 患了菌痢是不是只能喝白粥

这种说法并不科学。菌痢患者由于排便次数多，可能导致身体严重缺水和出现电解质代谢紊乱，此时必须补充一定的水分。含有氯化钠、氯化钾和葡萄糖、枸橼酸钠的补液盐是理想的选择，因为它们能补充体内流失的葡萄糖、矿物质，并且可以调节电解质及酸碱平衡。而胡萝卜汁、苹果汁、西瓜汁等果汁不仅能补充水分，而且可以补充必需维生素，也是很好的补充品。它们都是防止机体因腹泻而脱水的良方。但腹泻时最好避开那些含有大量不易吸收的碳水化合物的食物，包括豆类、小麦及含麸质食物。避免喝碳酸饮料，这类饮料所含的气体可能对你的泻肚火上浇油。

你知道霍乱又称"蓝死病"吗

　　丽丽是一名旅行爱好者。一天她来到了美丽的草原，喝了一些没煮熟的水，谁料回家后她就开始拉肚子。一开始还以为得了急性胃肠炎，就吃了点"止泻药"。可是，症状并没有好转，反而越来越重，并开始解"淘米水"一样的大便，整个人都虚脱了。丽丽的家人赶紧送她去医院。医生对丽丽的大便进行了检测，在她的大便里检测到了梭状的弧菌，确诊为霍乱。医生立即上报了当地的卫生部门，并对她进行了隔离治疗。经过积极治疗，丽丽的病情慢慢好了起来。

 小课堂

1. 什么是霍乱

　　霍乱是由霍乱弧菌引起的一种烈性消化道传染病，主要通过水源或食物传播，发病急、传染性强，如未及时治疗，病死率较高，属于国家法定甲类传染病。霍乱弧菌最早由意大利科学家菲利波·帕西尼于1854年分离，菌体呈逗点状或弧形，尾端有一个长的鞭毛。自1817年以来，全球共发生了七次世界性霍乱大流行，夺走了约1.7亿人的生命，严重威胁了人类生命和健康安全。

2. 人感染霍乱的常见症状和诊断方法

　　人感染霍乱弧菌后最先出现的症状是剧烈腹泻，每日可解数十次"淘米水样"稀便，部分患者有呕吐症状，呈喷射样呕吐，呕吐

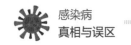
物也多为"淘米水样"。严重的腹泻和呕吐使患者脱水，眼窝凹陷，皮肤干燥皱缩呈青蓝色，因此又称霍乱为"蓝死病"。重症患者可出现血压下降、脉搏微弱、尿量减少等循环衰竭的表现，甚至出现肌肉抽搐、神志不清的表现。若患者出现以下情况，应怀疑霍乱可能，并尽快至医院就诊：①霍乱流行期或霍乱疫区旅居史，出现腹泻症状；②剧烈腹泻和呕吐等霍乱典型症状。粪便培养出霍乱弧菌是确诊霍乱的"金标准"。

3. 如何预防霍乱

霍乱是经污染的水或食物传播的。随着城市内供水系统的完善，霍乱的发病率逐渐降低。但是，在欠发达地区，仍存在霍乱传播的风险。因此，为了预防霍乱，应该做到以下几点：①不饮用未煮沸的水，不食用生的或未熟透的食物；②养成良好的个人卫生习惯，饭前便后用肥皂和水洗手；③进入霍乱疫区工作时，可口服霍乱疫苗。

霍乱科普小知识

知识扩展

霍乱的治疗

由于霍乱起病急、进展快，一旦发现疑似病例，需立即就诊，若未及时救治，可因脱水导致循环衰竭而死亡。治疗措施主要包括：①严格隔离。确诊患者进行严格隔离，对患者的排泄物彻底消毒。②液体疗法。补液是治疗霍乱的主要措施。轻度脱水患者可增加饮水量或使用口服补液盐进行治疗；中、重度脱水患者需静脉输液治疗，老年患者补液速度不宜过快，防止诱发心力衰竭。③止泻。可使用蒙脱石散等进行止泻治疗。④抗菌治疗。多西环素、环丙沙星、左氧氟沙星等可以杀灭肠道中的病原菌，减轻患者腹泻症状，缩短病程。

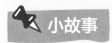 **小故事**　霍乱与柴可夫斯基

1893 年 11 月的一天，著名的俄罗斯作曲家柴可夫斯基去剧院看演出，之后和朋友去一家餐厅共进晚餐。其间，柴可夫斯基喝了一杯未经煮沸的水。次日，开始出现腹泻和呕吐。固执的他认为自己只是简单的"拉肚子"，拒绝到医院看病，只服用了一些药物，但是没有效果。没过几天，柴可夫斯基便奄奄一息。即使他的家人请来了医生对他进行救治，但最终也无力挽救他的生命。11 月 6 日凌晨，柴可夫斯基在自己的家中离开了人世。他的医生在他去世后报道了此事，最终结论是柴可夫斯基死于霍乱。在当时，夺取柴可夫斯基生命的这场霍乱持续了 3 年时间，其间有 20 多万人因此丧命。

可怕的变形虫
——溶组织内阿米巴

一位年轻人去南美洲旅游，入乡随俗吃了当地食物，喝了未煮沸的水。几天后，他开始腹泻、腹痛和恶心，当时并没有太在意，以为只是普通的腹泻，就自己随意吃了点止泻药，但

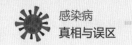

症状并没有缓解，反而越来越严重，大便像"果酱"一样，同时出现发热、腹胀和呕吐。当地医院做了粪便检查，诊断他感染了变形虫——溶组织内阿米巴。男子接受了甲硝唑治疗，并最终康复，这段痛苦的经历让他意识到个人卫生、食物和饮水安全的重要性。

 小课堂 ∙∙∙∙∙∙∙∙∙∙∙∙∙∙∙∙∙∙∙∙∙∙∙∙∙

1. 什么是溶组织内阿米巴

变形虫又称阿米巴，溶组织内阿米巴是一种可以致病的阿米巴，它是一种单细胞厌氧的原生动物，虽然只有一个细胞，但能够独立完成生命活动的全部功能，可以说是"麻雀虽小，五脏俱全"。溶组织内阿米巴以含有 4 个核的包囊形式感染人，进入肠道后会变成更大的滋养体入侵肠壁而致病。

2. 人感染溶组织内阿米巴的症状和诊断方法

溶组织内阿米巴主要通过水或食物感染人体，潜伏时间长短不一，多为 3 周。大部分人感染后没有症状，成为无症状带虫者。有症状者常出现腹泻，一日可解数十次大便，呈果酱色，有腥臭味，大部分患者有腹痛、恶心和呕吐，严重者解脓血便和水样便，并发肠穿孔时可危及生命。除此之外，溶组织内阿米巴滋养体可以由肠道侵入静脉，播散至其他脏器引起肠外阿米巴病，以阿米巴肝脓肿最常见，表现为右上腹痛、发热、厌食、体重下降和黄疸。临床中，在粪便或脓肿穿刺液中检测出阿米巴滋养体或包囊即可确诊阿米巴病。

3. 如何预防阿米巴病

人体感染的主要方式是经口感染，食用被成熟包囊污染的食品、饮水或使用污染的餐具均可感染。因此，预防阿米巴病主要从以下几方面着手：一是健康饮食，避免饮用生水、食用生的食物；二是使用肥皂和流动水勤洗手；三是早发现、早治疗。

 知识扩展

1. 感染溶组织内阿米巴如何治疗

治疗阿米巴病主要从两个方面着手，一是杀灭入侵的阿米巴滋养体，二是清除肠道内的包囊。前者首选硝基咪唑类抗生素，如甲硝唑、替硝唑等；后者选择二氯尼特。肠阿米巴病合并肠穿孔可危及生命，需紧急手术治疗。肠外阿米巴病如阿米巴肝脓肿须行肝穿刺引流，并向脓肿内注射抗阿米巴药物。同时，应多休息，高蛋白、高热量饮食，充分补充维生素等加强营养。

2. "坏"的溶组织内阿米巴也有"好"的"兄弟姐妹"

寄生在人体肠道内的阿米巴不仅仅有溶组织内阿米巴，还有迪斯帕内阿米巴、结肠内阿米巴等，这些阿米巴可以在肠道内与人体共生，不具有致病性，不引起临床症状，只有溶组织内阿米巴具有致病性。世界范围内，每年约有 5 000 万人感染阿米巴虫，其中有 5 万～10 万人死亡，在全球寄生虫中的病死率仅次于疟疾。阿米巴病在印度、非洲等地区感染率较高，在我国西北、西南等地区仍有较高的感染率。

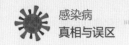
 误区解读

1. **所有感染溶组织内阿米巴的人都会发展为阿米巴病吗**

    不是。免疫功能正常的健康人摄入被溶组织内阿米巴包囊污染的食物或水后，仅有 5%～10% 的人会发展为阿米巴病，未出现临床症状的人有可能成为无症状携带者，他们可能在机体免疫力低下时发病。

2. **阿米巴痢疾是由细菌引起的，只需要服用抗生素治疗就行了**

    阿米巴痢疾并非由细菌引起。溶组织内阿米巴虫不是细菌，它是一种单细胞、厌氧的原生动物，使用普通抗生素，如头孢类、氧氟沙星等治疗无效，需要使用特定的抗阿米巴药，如甲硝唑治疗才有效果。

病毒性腹泻
——冬季假期的"梦魇"

忙碌了一学期的小学生小明终于迎来了寒假，假期里好吃的、好玩的，玩得不亦乐乎。一天早上，他开始呕吐、拉肚子，半天下来就虚脱了。家里人发现他蔫蔫地躺着，皮肤干巴巴的，眼窝都凹陷了，赶紧带他去医院。经过诊治，发现他是得了诺如病毒腹泻，已经出现脱水、尿少、呼吸深快的表现，立即给他查血、补液、纠酸止吐、止泻等对症支持治疗。经过积极治疗，小明吐泻好转，眼窝也不凹了，皮肤看着也润了。寒假的这一场可怕的"梦魇"终于结束了。

 小课堂

1. 什么是病毒性腹泻

病毒性腹泻是一组由人轮状病毒、诺如病毒、札幌病毒、星状病毒及肠道腺病毒等多种病毒引起的急性胃肠道传染病，临床特点为起病急，常以腹泻（排水样便或稀便）或呕吐为首发症状，可有发热、腹痛及全身不适等症状，病程短，多在数天，不超过1周。一般通过粪-口途径传播，摄入污染的食物和水可导致感染，诺如病毒可以通过呕吐物气溶胶传播。

2. 病毒性腹泻的常见症状和诊断方法

各种病毒所致的急性腹泻，临床表现基本类似，也各有特点，我们以常见的轮状病毒、诺如病毒为例，做如下详细介绍。

轮状病毒腹泻：儿童较成人易感，以6~24月龄发病率最高，在轮状病毒疫苗没有广泛使用前，轮状病毒是引起婴幼儿腹泻和重症腹泻的首要病原体，而且可反复感染，一般首次感染症状较重。轮状病毒多呈人群散发感染，具有明显的季节性，每年10—12月期间轮状病毒高发，故又称"秋季腹泻"。感染轮状病毒1~3天后，会出现水样或蛋花汤样稀便，无黏液及脓血便，每天十次至数十次不等，可伴有发热、呕吐或腹痛。一般呕吐与发热持续2天左右消失，腹泻持续3~5天，多数患者症状较轻，总病程1周左右。

诺如病毒腹泻：人群普遍易感，隐性感染率较高。诺如病毒具有高度传染性和快速传播能力，常引起聚集性疫情，是全世界成人

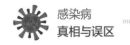

腹泻和食源性暴发性腹泻最常见的病原体，每年的 10 月至次年的 3 月为高发季节，故又叫"秋冬季呕吐病"。感染诺如病毒后一般 12 ～ 48 小时可出现症状，轻症居多，最常见症状是腹泻和呕吐，大龄儿童和成人可仅表现为呕吐，因此还被称为"胃流感"。本病通常持续 2 ～ 3 天，一般预后良好，但是如果腹泻呕吐引起严重脱水而未能及时治疗也会出现严重并发症，可能危及生命安全。

医生会根据患者的临床表现、流行病学史和实验室检查结果来确定是否为病毒性腹泻。根据"蛋花汤样"或"稀水样"大便，大便检查显示轮状病毒或诺如病毒阳性，可明确诊断。同时，要评估患者的精神状态，再结合一些抽血化验，判断是否需要紧急治疗或静脉输液。

3. 如何预防病毒性腹泻

预防病毒性腹泻我们应该做到以下几点：①保持良好的手部卫生。②注意个人饮食卫生。③患病期间隔离管理。④做好消毒。对被患者呕吐物或粪便污染的环境和物品需要使用含氯制剂进行消毒。避免直接接触污染物。加强患者家庭环境通风换气、清洁及消毒，避免在家庭内造成传播。

目前，口服减毒 A 组轮状病毒活疫苗可以有效地预防轮状病毒腹泻，通常推荐在 6 周龄开始接种。

 知识扩展

病毒性腹泻的治疗

治疗原则：预防和纠正脱水、电解质代谢紊乱和酸碱失衡，继续适量饮食，合理用药。

（1）补液治疗：补液方式常见口服补液、静脉补液。口服补液是预防和治疗轻度、中度脱水的首选方法，可以选择 WHO 推荐的口服补液盐（oral rehydration salt，ORS Ⅲ）规格为 5.125 克 / 包，临用前需要加入 250 毫升温开水配制成总渗透压为 245mOsm/L 的低渗溶液，按需求分次服用。静脉补液适用于重度脱水及不能耐受口服补液的中度脱水患儿、休克或意识改变、口服补液脱水无改善或程度加重、肠梗阻等患儿。

（2）腹泻时会导致体内大量钠、钾电解质以及碱性物质的丢失，及时纠正电解质代谢紊乱和酸碱失衡，可以避免对身体造成的伤害。

（3）补液治疗开始后应尽早给予适宜饮食，不推荐高糖、高脂和高粗纤维食物。婴幼儿母乳喂养者继续母乳喂养，年龄较大的儿童，无须严格限制饮食。

（4）病毒性腹泻常为自限性，目前缺乏特效抗病毒药物，一般不用抗病毒药物，且不应使用抗菌药物。

（5）口服蒙脱石散等黏膜保护剂，可以缩短急性水样便患儿的病程，减少腹泻次数和量。此外，可适量补锌，并根据医生建议酌情选用益生菌调整肠道微生态，利于缩短腹泻病程及住院时间。

 误区解读

1. **冬季假期的"梦魇"说明病毒性腹泻只发生在严寒的冬季**

这是不正确的。病毒性腹泻全年均可发病，但多发生于秋冬季

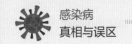

节。轮状病毒以往秋季开始流行，又叫秋季腹泻；而诺如病毒暴发多见于冬春寒冷的季节，每年 9 月到次年 3 月是诺如病毒感染性腹泻流行季。

2. **发生病毒性腹泻时，可以自己服用一些抗生素来治疗**

这是不正确的。抗生素是用来治疗细菌感染的，对于病毒性腹泻没有效果，反而可能造成耐药性或产生副作用。病毒性腹泻常为自限性，不应常规使用抗菌药物。如果症状较重，发生脱水表现，应该到医院就诊接受治疗，避免发生不可挽回事件。

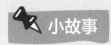 **小故事** **诺如病毒的前世今生**

1968 年美国俄亥俄州诺瓦克镇的一所小学发生急性胃肠炎疫情，1972 年阿尔伯特·卡皮基安等科学家在此次疫情患者的粪便样本中发现一种直径约 27 纳米的病毒颗粒，将之命名为诺沃克病毒（Norwalk virus），译名亦称诺如病毒。随后在世界各地也陆续发现该病毒。诺如病毒具有多个基因型、变异快、免疫保护时间短。同一个人可重复感染同一毒株或不同型别的诺如病毒，不同基因型之间无交叉免疫。目前无疫苗和特效药物。

小时候爱吃的"糖丸"现在怎么不吃了

小丽的爷爷在小时候患了小儿麻痹症，腿有残疾，所以小丽对孩子打疫苗非常上心。小丽的儿子刚满 2 个月，到了儿子接种脊髓灰质炎（简称"脊灰"）疫苗的日期，她带孩子登记好信息后进入诊室，当医生拿出针筒要给孩子注射的时候，小丽忽然阻止道："等一下，我小时候接种脊灰疫苗的时候都是吃'糖丸'的，现在怎么变成打针了，是不是搞错了？"医生笑着说："没搞错，现在孩子的脊灰疫苗就是要打针的。"小丽心中不禁嘀咕起来：小时候爱吃的"糖丸"，现在怎么不吃了呢？

 小课堂 ....

1. 什么是脊髓灰质炎

脊髓灰质炎是由脊髓灰质炎病毒引起的急性消化道传染病，该病毒属于微小 RNA 病毒科肠病毒属，主要通过粪 - 口途径，早期也可经空气飞沫传播，多发生于小儿，主要临床表现为发热及不对称性肢体弛缓性瘫痪，严重者因累及"生命中枢"而死亡，2/3 瘫痪型患者病后留有不同程度的后遗症。脊髓灰质炎病毒有 Ⅰ 、Ⅱ 和 Ⅲ型 3 个血清型，可分别致病，各血清型间一般无交叉免疫。我国大力实施脊灰疫苗强化免疫后，1995 年起再无本土野病毒株引起的病例报告，已经达到消灭本病的目标。

2. 什么是疫苗相关性麻痹性脊髓灰质炎

疫苗相关性麻痹性脊髓灰质炎（vaccine-associated paralytic poliomyelitis，VAPP）是指由于免疫力缺陷或其他原因，在接种和接触脊髓灰质炎减毒活疫苗（oral poliovirus vaccine，OPV）后发生脊髓灰质炎相关症状的病例。疫苗相关病例被分为两种：服苗后 VAPP 和接触后 VAPP。我国的诊断标准为：服苗后 VAPP 是指服

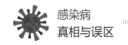
用活疫苗（多见于首剂疫苗）后 4～35 天内发热，6～40 天内出现急性弛缓性麻痹，无明显感觉丧失；接触后 VAPP 是指与服活疫苗者在服疫苗后 35 天内有密切接触史，在接触 6～60 天后出现急性弛缓性麻痹。26%～31% 的 VAPP 病例是由三价 OPV 中Ⅱ型脊灰疫苗病毒引起的。

3. 如何预防脊髓灰质炎

接种脊灰疫苗是消灭脊髓灰质炎最有效的措施。为了更好发挥 OPV 和脊髓灰质炎灭活疫苗（inactivated poliovirus vaccine，IPV）两种疫苗的优势，确保肠道黏膜达到足够的保护水平，2021 年我国儿童脊灰疫苗免疫程序，根据 WHO 的要求推行 2、3 月龄各接种 1 剂 IPV，4 月龄和 4 岁各接种 1 剂二价 OPV（Ⅰ和Ⅲ型），在常规免疫中撤出了 OPV 中的Ⅱ型组分，避免 VAPP 的发生。

脊髓灰质炎科普
小知识

 知识扩展 ///

1. 脊髓灰质炎治疗的要点

目前，脊髓灰质炎尚无特异性抗病毒药物，因此其治疗是支持和对症治疗，防治并发症，评估可能存在的远期后遗症和相应康复治疗。

2. 脊髓灰质炎急性期患者和疑似病例的隔离

对患者和疑似病例应及时隔离，报告疫情。确诊患者隔离至发病后 40 天，最初 1 周应同时进行呼吸道和消化道隔离，其后进行消化道隔离；对密切接触者，应进行医学观察至少 20 天。

3. 已接种包含有脊灰灭活疫苗 IPV 成分的联合疫苗后还需接种 OPV 吗

如果儿童已按疫苗说明书接种过 IPV 或含 IPV 成分的联合疫苗，可视为完成相应剂次的脊灰疫苗接种。如儿童已按免疫程序完成 4 剂次含 IPV 成分的疫苗接种，则 4 岁时无须再接种二价 OPV。

 误区解读

1. 我国 1995 年起再无本土脊灰野病毒株引起的病例报告，已经达到消灭脊灰的目标，可以不接种脊灰疫苗

这是不正确的。2022 年美国生活污水中检测到了脊灰病毒，2023 年 WHO 宣布阿富汗发现脊灰野病毒株感染病例 1 例。脊灰无症状的隐性感染占所有感染者的 95% 以上，目前国外还有脊灰病例，尤其与我国相邻的阿富汗和巴基斯坦仍然有野毒株循环，我国采取对外开放政策，国际交流非常频繁，特别是脊灰隐性感染者造成的传播令人防不胜防。另外，存在极少数减毒活疫苗相关性麻痹性脊髓灰质炎，所以需要按时全程接种脊灰疫苗。

2. 接种 OPV 会发生脊髓灰质炎的风险，安全起见全程接种灭活的脊灰疫苗

这是不正确的。OPV 是减毒的脊灰活疫苗，接种后产生的保护性抗体滴度维持时间较 IPV 长，诱导的肠道黏膜免疫水平高于 IPV，且价格低廉。免疫功能正常的人接种脊灰减毒活疫苗后不会发病，发生疫苗相关性麻痹性脊髓灰质炎较罕见，主要发生于免疫缺陷个体。目前，我国采用更为安全的新二价脊灰减毒活疫苗。孕

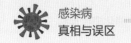

妇、某些免疫缺陷个体不应接种 OPV。

让人尴尬的旅行者腹泻

  老王夫妇退休后一起去东南亚旅行，他们时常在路边享受美食，包括东南亚特有的海鲜、色拉等。没过几天，老王就出现了拉肚子症状，每天 2～3 次稀便。这让老王的旅行备受煎熬，2 周后回国，大便次数不减反增，烦恼的老王来到医院就诊，最后医生在老王的大便样本中找到了阿米巴滋养体，确诊为阿米巴痢疾，最后经过治疗，老王的病情终于好转了。

 小课堂

1. 什么是"旅行者腹泻"

旅行者腹泻是可预防的旅行相关疾病。大约 30%～70% 的旅行者可发生旅行者腹泻，具体发病率取决于旅行的目的地和旅行季节。过去，人们常常通过"煮沸、烹饪、去皮或忘记它"来预防或应对旅行中的腹泻。旅行中的不良卫生习惯可能是腹泻最大的危险因素。旅行者腹泻是一种临床综合征，可由多种肠道病原体引起。细菌是造成旅行者腹泻的主要病原体，占 80%～90%；肠道病毒可能至少占疾病的 5%～15%；寄生虫感染出现症状较慢，占诊断的 10%。

2. 如何预防旅行者腹泻

预防旅行者腹泻的关键是旅行期间慎重选择食物和饮水，当然

即便旅行中全程都小心谨慎，也无法完全消除腹泻的风险。预防的
建议包括：食物必须彻底煮熟且趁热食用；水果必须在临食用前削
皮；摄入经巴氏消毒的奶制品；应尽量饮用瓶装饮料，如果没有卫
生用水，可进行水净化。目前不推荐普通的旅行者使用预防性用
药，这是因为旅行的时间是不确定的，长期使用药物具有一定的毒
副作用。预防性使用抗生素可能增加细菌耐药，导致旅行者肠道菌
群紊乱，并且抗生素并不能预防病毒及寄生虫引起的腹泻。但是对
于获得性免疫缺陷综合征（acquired immune deficiency syndrome，
AIDS）患者和接受免疫抑制剂治疗的患者（如炎症性肠病及器官
移植后的患者），由于腹泻可能导致更严重的后果，可以采用每天
一次喹诺酮类药物口服的预防性用药，但通常不应超过 2 周的
时间。

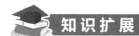 知识扩展

1. 旅行者腹泻的常见病原体都有哪些

细菌感染是旅行者腹泻最常见的病因。其中，最常见的病原体
是肠产毒性大肠埃希菌，其次是空肠弯曲杆菌、志贺菌属和沙门菌
属。肠聚集性和其他大肠杆菌也常见于旅行者腹泻病例。病毒性腹
泻可由多种病原体引起，包括诺如病毒、轮状病毒和星状病毒。贾
第鞭毛虫是旅行者腹泻中发现的主要原生动物病原体。溶组织内阿
米巴是旅行者腹泻相对不常见的病原体，隐孢子虫也相对不常见。
环孢子虫的感染风险具有高度的地理性和季节性，常见于尼泊尔、
秘鲁、海地和危地马拉，春末和夏季高发。

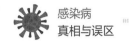
2. 旅行者腹泻的临床表现如何

细菌和病毒性腹泻往往突然出现令人烦恼的症状，从轻微的痉挛和紧急的稀便到严重的腹痛、发热、呕吐和出血性腹泻等。其中，诸如病毒感染后的呕吐症状可能更为突出。原生动物腹泻，如由蓝氏贾第鞭毛虫或溶组织内阿米巴引起的腹泻，通常会逐渐出现症状，且起初症状比较轻，每天有 2 ~ 5 次解便。暴露和临床表现之间的潜伏期可能是病因的线索：①细菌毒素通常会在几分钟内引起症状。②细菌和病毒病原体的潜伏期为 6 ~ 72 小时。③原生动物病原体的潜伏期通常为 1 ~ 2 周，较少出现在旅行的最初几天。

未经治疗的细菌性腹泻通常持续 3 ~ 7 天；病毒性腹泻通常持续 2 ~ 3 天；原生动物腹泻如未经治疗，可以持续数周至数月。即使在没有持续感染的情况下，急性胃肠炎也会导致持续的胃肠道症状。这种表现通常被称为感染后肠易激综合征。其他感染后的后遗症可能包括反应性关节炎和吉兰 - 巴雷综合征。

 误区解读

多吃益生菌可以预防旅行者腹泻

益生菌（如乳酸杆菌和布拉氏酵母菌）已被研究用于预防旅行者腹泻，但效果并不肯定，部分原因可能是因为这些细菌的标准化制剂不可靠。目前正在对益生元进行预防旅行者腹泻的研究，但数据不足以推荐使用益生菌。

冰箱"杀手"
——李斯特"君"

老李从菜市场买了些肉类熟食，放进了冰箱的冷藏格子。两三天后，老李检查冰箱时才想起这份菜，想着时间不长，又是冷藏，不会有什么问题，就直接吃了。当天老李就出现了恶心、腹泻的症状，随后体温升到了 39 摄氏度，精神萎靡，头也越来越痛。家人赶紧把他送到了医院。医生经过检查，老李感染的指标非常高，并从血液和脑脊液中都发现了单核细胞增生李斯特菌。医生立即给他进行了静脉抗菌治疗。经过一段时间的治疗，老李的症状慢慢好转。

 小课堂

1. 什么是李斯特菌

单核细胞增生李斯特菌是一种因摄入被污染的食物而感染人体的细菌，可引起严重的感染，特别是对于孕妇和免疫功能较差的人。它能适应较严苛的生存环境，比如冰箱冷藏温度，而且在低温的时候生长运动更加活跃。因此感染多见于食用了受污染的冰箱食品，尤其是动植物来源、未进行加工处理的食物，如奶酪、肉类、沙拉、牛奶等。从消化道进入人体的李斯特菌可能进入血液、中枢神经系统，甚至可通过胎盘屏障感染胎儿，造成严重后果，为了有效防治李斯特菌感染，我们应该掌握基本的健康知识。

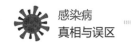
2. 李斯特菌感染的常见症状和诊断方法

人感染李斯特菌后，胃肠炎是最常见的表现，摄入不洁食物后48小时内即可出现症状，包括发热、腹泻等。若细菌进入血流，则可能出现持续发热、寒战、关节疼痛等症状。若细菌进入中枢神经系统，可能出现持续头痛、高热、癫痫发作，甚至意识障碍、偏瘫等症状，可危及生命。妊娠期感染是李斯特菌病的特征感染形式，感染李斯特菌的孕妇中，胎儿有 70%～90% 的概率会受到感染，导致早产、宫内死亡等结果。因此，及时的诊断十分重要。诊断需要结合患者的临床表现、不洁饮食的病史和实验室检查，最关键的检查是采取标本（如血液、脑脊液、羊水等）进行微生物检测，若培养阳性即可确诊。

3. 如何预防李斯特菌病

日常生活中，应充分烹煮肉类、清洗新鲜蔬菜、仔细清洁餐具，不喝没有经过巴氏消毒法处理的生牛奶。特别对于高风险的人群，包括孕妇和免疫功能较差的人，避免食用奶酪、即食食品和熟食，如需食用，须再次加热。

 知识扩展

李斯特菌感染的治疗

李斯特菌感染的治疗方案需要根据感染的程度、部位以及患者个人情况进行调整，但核心是抗细菌治疗。比如对于年轻患者单纯的胃肠炎，可以不用抗生素治疗；但如果年纪大或体质差的患者，则需要用一些口服药物控制。对于有血流感染或中枢神经系统感染的患者，则必须予及时、有效的治疗。有研究表明，如果没有及时选用有效的抗生素，患者的死亡率和后遗症会显著升高。首选的药物包括我们熟悉的青霉素类抗生素，如静脉滴注青霉素或氨苄西林；如果引起了脑膜炎，可以联用庆大霉素来增强疗效。当然也需要根据培养的细菌进一步做药物敏感性试验，来帮助医生判断可以选用的药物。需要用多久的药物取决于对患者的疗效观察，一般在2周以上。除了抗生素治疗外，李斯特菌的治疗还包括对症支持治疗，如退热、输液等，对于有脑水肿、癫痫等严重并发症的患者，还需要进行脱水、镇静等治疗。

 误区解读

1. **冰箱里冷藏的温度可以抑制细菌的生长，所以可以放心食用**

这是不正确的。首先，尽管冰箱的冷藏温度不利于大多数微生物的生长，但也仅仅是延缓其生长，并不能完全阻止，因此只能短期保鲜；其次，如李斯特菌，恰恰可以在冷藏温度下良好生长，大肆繁衍。因此对于冷藏的生奶、奶制品、熟食、肉制品等食物，建议确保来源卫生，进食前可进一步灭菌消毒。

2. **进食冰箱的冷藏食物后出现腹泻，可能是"吃坏了"，抗一阵子就好了**

这是不正确的。对于进食后出现腹泻迁延不愈，或者出现持续发热，甚至高热等症状，应该及时就医。特别是对于孕产妇或本身免疫力较差的人（如高龄、肿瘤、糖尿病患者等），更应该注意食源性疾病的严重性。如本章介绍的李斯特菌，可能经口摄入后进入

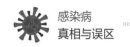
血液、胎盘、脑脊液等部位，引起严重后果，需要及时有效的抗菌
药物治疗。

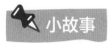 **单核细胞增生李斯特菌的前世今生**

　　单核细胞增生李斯特菌是引起人畜李斯特菌病的细菌，广泛存
在于自然界中，以腐烂的有机物为养分。由于其可以在 4 摄氏度或
者更严苛的环境中生长繁殖，故可通过污染冷藏食品而威胁人类健
康，尤其是奶制品、肉类等，有"冰箱杀手"的称号。1926 年，
由英国南非裔科学家穆里在病死的兔子体内首次发现。为纪念近代
消毒手术之父、英国生理学家约瑟夫·李斯特（1827—1912），
1940 年在第三届国际微生物学大会上将其命名为李斯特菌。自发
现以来，李斯特菌多次出现在全球的食品卫生事件中。有代表性的
是在 1999 年发生在美国的因食用带菌食品而引发的最严重的食物
中毒事件，在密歇根州有 14 人因此死亡，在另外 22 个州有 97 人
患此病，6 名妇女流产。随着全球贸易的发展，我国质检部门也多
次从进口的食品中检出李斯特菌。

答案：1. A；2. B；3. √

健康知识小擂台

单选题:

1. 以下最容易导致肉毒中毒的食物是（   ）

    A. 发霉的腌肉   B. 煮熟的鱼肉

    C. 炒熟的生菜   D. 冰冻的酸奶

2. 诺如病毒主要通过患者的（   ）排出，也可通过呕吐物排出。患者在潜伏期即可排出诺如病毒

    A. 呼吸道   B. 粪便

    C. 体液   D. 消化道

判断题:

3. 如儿童已按免疫程序完成 4 剂次脊灰灭活疫苗接种，则 4 岁无须再接种脊灰减毒活疫苗。（   ）

消化道传染病
自测题
（答案见上页）

虫媒
传染病

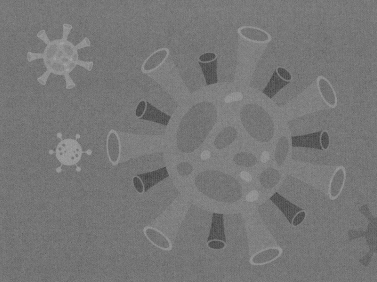

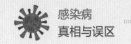

历史上，登革热为什么又称"断骨热"

1780年，美国费城流行起一种怪病，表现为发热、浑身疼痛，以头部、背部、四肢最明显。严重的疼痛，甚至让患者的行动也变得困难，当时的人称之为"断骨热"（breakbone fever）。《独立宣言》签署人之一的本杰明·拉什最早对这个怪病做了描述。约50年后，这怪病又在西班牙属西印度群岛流行，1869年被正式命名为"登革热"；直到20世纪40年代，美国学者阿尔伯特·沙宾才分离到致病的微生物——登革病毒。

 小课堂

1. 什么是登革热

登革热是一种由病毒感染导致的急性传染病，这个致病的病毒叫"登革病毒"，为RNA病毒，和黄热病毒、寨卡病毒都是"亲戚"——同属于"黄病毒属"。

登革病毒感染人体之后，侵入人体的免疫系统——在单核吞噬细胞系统和淋巴组织中大量增殖，进而大量释放入血流，引起多种典型的临床表现，如：突发高热，全身肌肉、骨、关节疼痛，头痛、眼球后痛，充血性或点状出血性皮疹，淋巴结肿大，白细胞、血小板减少和出血倾向。

其实，约3/4的感染者并没有典型的临床表现，表现为隐性感染；而症状轻的患者通常也可在 5 天后康复。而严重的患者可以发生休克、多器官功能衰竭、大出血。

登革热通常预后良好，病死率约为 0.3‰，重症登革热的病死率为 1% ~ 5%。

2. 登革热如何预防

登革病毒主要通过埃及伊蚊和白纹伊蚊等的叮咬传播，所以登革热也属于"蚊媒传染病"。人和人直接接触通常不会传播病毒。

在伊蚊存在的地区有登革热流行，主要是北纬 25° 至南纬 25° 的热带、亚热带地区，尤其在东南亚、太平洋岛屿和加勒比海地区，据 WHO 估计每年有 1 亿至 4 亿人感染；我国主要在广东、海南、广西、台湾、香港、澳门等南方地区，如 2014 年广东全年报告病例达 4.6 万例，可见登革热在我国也是不容忽视的。

在流行地区，灭蚊、防蚊是根本措施，改善卫生条件、消灭伊蚊孳生地，外出注意驱蚊、防蚊。登革热患者和隐性感染者为传染源，所以及早识别出患者（尤其是发病 5 天内）并对他们实行防蚊隔离尤为重要；目前在国内尚无有效的预防性疫苗。

 知识扩展

1. 登革热有没有抗病毒的特效药

目前并没有可靠的抗病毒药物，主要治疗措施是对症支持治疗。

治疗的主要原则是早发现、早诊断、早防蚊隔离、早治疗。

患者多休息，清淡饮食。发热可以采用物理降温的措施，或者

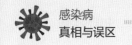
口服对乙酰氨基酚，但要慎用阿司匹林、布洛芬和其他非甾体抗炎药，避免加重胃炎或出血。防蚊隔离到体温正常、症状缓解为止。

2. 哪些是重症登革热的高危人群

虽然登革热总体预后良好，但有一些高危人群容易进展成重症登革热，这是需要注意的。高危人群包括：①老人、婴幼儿和孕妇；②伴有糖尿病、高血压、冠状动脉硬化性心脏病、消化性溃疡、哮喘、慢性肾病及慢性肝病等基础疾病者；③伴有免疫缺陷病者。

对于上述高危人群，应当及时住院观察、补液支持治疗，预防病情的进展。

"小头症"元凶
——寨卡病毒

年轻的小莫酷爱旅游，这次他去的是巴西的热带雨林。热带地区，蚊虫那自然是很多的。小莫不以为意，认为仗着年轻不怕痒、无须注意防护。回国后没几天，就出现了发热、头痛、肌肉关节疼痛、皮疹、眼睛红等表现。去医院检查，医生说是"寨卡病毒"感染。小莫听着这个陌生的病名，吓了一跳，上网一查，这个病还会引起"小头症"。小莫的这些症状都不严重，经过治疗1周后也逐渐恢复了，就是关节隐隐的疼痛持续了1个月，后来也好了。

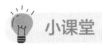
小课堂

1. 什么是寨卡病毒病

寨卡病毒病的病原体即是寨卡病毒（Zika virus），这是一种急性传染性疾病。

寨卡病毒又是什么病毒？这种病毒和导致"黄热病"的黄热病毒、导致"登革热"的登革病毒属于亲戚——都是黄病毒属的RNA病毒。病毒感染人体后，先进入到淋巴结、再进入血液，然后扩散到人体的各个脏器，包括脑、脾脏、脊髓、睾丸、眼睛等。潜伏期平均1周。但是这个病毒大多数（约3/4）呈隐性感染，只有20%～25%出现症状且症状很轻，主要表现就是中低度的发热、皮疹、非化脓性结膜炎，还可以伴有全身乏力、头痛、肌肉关节酸痛等，少数患者还会出现眼眶后疼痛、腹痛腹泻、恶心呕吐等。通常呈现自限性的过程，病程约1周，但关节痛可持续1个月。重症患者少见。病死率低，一般预后良好。

但是，如果孕妇在怀孕期间感染了寨卡病毒，可能会影响胎儿和胎盘导致一系列疾病；婴儿先天性感染寨卡病毒，出生后头部发育缓慢，可形成后天小头症。

目前没有针对寨卡病毒的特效抗病毒药物。治疗上主要以对症支持治疗为主，注意休息，适当补液支持，对症退热止痛，如服用对乙酰氨基酚、布洛芬等，一般不需要使用抗生素。同样，也没有预防性疫苗。

2. 寨卡病毒通过什么途径传播

寨卡病毒也是通过蚊虫叮咬传播给人体的，主要传播媒介是伊

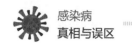
蚊 [主要是埃及伊蚊、汉西伊蚊（Aedes hensilli）和白纹伊蚊可能也有关]。由于寨卡病毒能在男性的睾丸中存活很长时间，即便血液中的病毒已经转阴，睾丸中的病毒还可以持续至少 6 个月，少部分病例也可由性传播（主要是男→女，极少发生在男→男、女→男）。

所以，预防寨卡病毒传染，最主要的方法是防蚊灭蚊，其次是注意在寨卡病毒流行地区及流行时间使用安全套以避免性接触传播。

 知识扩展

1. 寨卡病毒病在中国有流行吗

中国大陆地区自 2016 年 2 月发现首例输入性寨卡病毒病后，陆续有输入性的病例报道，但数量不多，目前未发生本地传播的病例。但我国广泛存在埃及伊蚊、白纹伊蚊等寨卡病毒的传播媒介，随着大家出国旅游的兴起，存在着输入性病例增多和引发本地流行的风险，不能忽视。

2. 去热带地区旅游，需要注意哪些发热性传染病的防护

寨卡病毒最早在 1947 年在东非乌干达的恒河猴体内被分离出来，流行病学调查发现此病毒在非洲撒哈拉沙漠以南地区和东南亚有广泛的分布。非洲、太平洋岛国、东南亚国家相继报道了人感染寨卡病毒，甚至 2015—2017 年巴西等中南美洲地区广泛流行，并发现此病毒与新生儿小头畸形和吉兰 - 巴雷综合征相关，2016 年 2 月 1 日 WHO 还宣布寨卡病毒感染疫情及相关的中枢神经系统疾病已构成 "国际关注的突发公共卫生事件"，同年 11 月 18 日 WHO

宣布终止该定位，因为寨卡病毒及其并发症在短时间内不会被消除，需要一种长期策略加以应对。

除了寨卡病毒，热带地区还有很多发热性传染病需要注意的。

（1）加勒比海地区：基孔肯雅热（基孔肯雅病毒）、登革热（登革病毒）、疟疾（疟原虫，海地地区）、寨卡病毒病（寨卡病毒）。

（2）中美洲和南美洲：基孔肯雅热（基孔肯雅病毒）、登革热（登革病毒）、疟疾（主要是间日疟原虫）、寨卡病毒病（寨卡病毒）。

（3）中南亚：登革热（登革病毒）、伤寒（伤寒沙门菌）、疟疾（主要是非恶性疟原虫）。

（4）东南亚：登革热（登革病毒）、疟疾（主要是非恶性疟原虫）。

（5）撒哈拉以南非洲地区：疟疾（主要是恶性疟原虫）、蜱传立克次体感染、急性血吸虫病（埃及血吸虫、曼氏血吸虫和间插血吸虫）、登革热（登革病毒）。

人类"疟"恋

一名中年男子在国外务工，回国后出现不明原因的规律性寒战、发热，追问病史诉非洲务工期间在当地蚊虫叮咬很常见，门诊查血常规提示红细胞和血小板计数减少，查体可触及脾大。入院后急查外周血涂片结果可见疟原虫，送疾病预防控制部门复核后，确诊为疟疾，后采取抗疟药规范化治疗以及退热等对症治疗。1周后患者的病情得到控制，体温恢复正常。

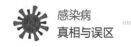

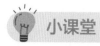

1. 什么是疟疾

疟疾,俗称"打摆子",是由人类疟原虫感染引起的一种寄生虫病。主要由携带疟原虫的按蚊叮咬人而传播,也可由输血(输入带有疟原虫的血液)或垂直传播(即母婴传播)。

疟疾患者及带疟原虫者为主要传染源。人对疟疾普遍易感,尤其是疫区的幼儿、孕妇、老年人、免疫力低下者,以及前往疟疾流行地区且无免疫的人。感染后免疫力不持久。感染人体的疟原虫有间日疟原虫、三日疟原虫、恶性疟原虫、卵形疟原虫4种。恶性疟原虫感染可迅速发展成威胁生命的脑型疟,如不及时治疗病死率非常高。

疟疾的流行地区主要分布在非洲、东南亚、东地中海、西太平洋和美洲地区等,我国仅中缅边境有一定感染风险。

2. 疟疾有哪些症状

典型的疟疾发作先后出现寒战、发热、出汗退热的周期性症状。初发患者临床发作常不典型,多次发作后可见贫血、脾大。发展到严重疟疾时还会出现昏迷和休克、肾衰竭等,如不及时救治可能会危及生命。

3. 如何诊断疟疾

实验室诊断疟疾最简单、可靠的方法是取患者的外周血液涂片染色后查到疟原虫即可确诊。

疟疾的临床诊断要点包括:疟疾传播季节在疟疾流行地区有夜间停留史或近2周内有输血史,当出现发热情况时,应考虑疟疾的可能性。曾有过疟疾既往史的患者，当出现原因不明发热时，应考虑再燃或复发的可能。周期性发冷、发热、出汗发作和在间歇期症状消失为临床诊断疟疾的有力依据，脾大体征也有助于疟疾的诊断。

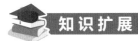 **知识扩展**

1. 疟疾的治疗

疟疾治疗包括病因治疗（选用速效、不良反应较少的抗疟疾药物，迅速杀灭疟原虫及预防远期复发）、对症治疗（针对各种症状和并发症）和必要的支持疗法（保持酸碱平衡和重要脏器功能）。常用抗疟药有：磷酸氯喹、磷酸哌喹、磷酸咯萘啶、青蒿素类药物。恶性疟的治疗首选青蒿素类药物，其中青蒿琥酯注射剂被WHO 推荐为重症疟疾的首选治疗药物。间日疟、三日疟和卵形疟预后良好；恶性疟的凶险型，尤其是脑型疟预后较差。

2. 如何有效地预防疟疾

预防疟疾最有效的办法是防止蚊虫叮咬。尽量避免在按蚊活动的高峰期（黄昏和夜间）到野外活动；如必须在户外作业，可穿长袖和长裤，皮肤暴露处可涂抹驱蚊剂；睡觉时使用蚊香、蚊帐；房屋安装纱门、纱窗。非洲、东南亚是疟疾高度流行地区，出国前应当了解当地疟疾流行状况，并备一些预防疟疾的药物，如氯喹、甲氟喹或乙胺嘧啶等。从流行地区回国后若出现发热、寒战、头痛等症状，应当及时就医，主动告知旅行史，便于医护人员排查疟疾。

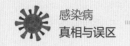
 误区解读

1. **疟疾传染源是疟疾患者，出国后不接触患者就不会造成传染**

    疟疾的传染源不仅仅是疟疾患者，还有带虫者；传播媒介是按蚊，按蚊吸入疟疾患者或带疟原虫者的血，再叮咬健康人时，就会把它唾液中的疟原虫带进健康人的血液，使健康人发病；此外，输入含有疟原虫的血液、使用被疟原虫血液污染的注射器也可传播疟疾。因此，境外务工人员，在疟疾流行地区流行季节除做好防蚊灭蚊工作外，就医过程中如有输血，也要做好记录和防护。

2. **出国归来出现发热等疟疾症状不就医，自行服药治疗**

    疟疾的治疗应按照我国卫生行业标准《抗疟药使用规范》（WS/T 485—2016）执行，遵循安全、有效、合理、规范的原则，根据疟原虫的虫种及其对抗疟药的敏感性和患者的临床症状与体征合理选择药物，药物的剂量和用法一般人不易掌握。在疟疾流行季节，从流行地区回国后，如果出现发热等疟疾感染症状，要及时就医，由医生对症指导用药，否则易耽误病情，造成严重后果。

青蒿素
——中医药给世界的一份礼物

　　小杨有一年自由行去了非洲，旅行归来4天后出现发热，热峰40摄氏度，伴畏寒、头痛、乏力及大汗。口服感冒药后体温恢复正常，但次日再发高热、寒战，并出现了意识模糊和抽搐，被紧急送医，经血涂片镜检发现了恶性疟原虫环状体，还存在心、肝、肾等多器官功能衰竭，医生立即按照"恶性疟疾"救治，给患者输入了青蒿琥酯抗疟原虫，同时给予吸氧、镇静等治疗，并通知了当地卫生部门。经过紧急救治，小杨的神志恢复，生命体征逐渐稳定下来。

 小课堂 ●●●●●●●●●●●●●●●●

1. 什么是青蒿素

青蒿素是继奎宁之后治疗疟疾的第二种天然产物，具有高效、速效的抗疟疾活性。最早开始用的其实是菊科艾属植物——黄花蒿的乙醚提取物，最早的临床试验是在 1972 年 8—10 月在海南省（21 例）和北京（9 例）进行的，治疗效果均有统计学意义。后来开始了黄花蒿乙醚提取物的纯化，1972 年 11 月，科研人员从提取物中分离出一种有效的抗疟化合物，这种化合物后来被命名为青蒿素，其化学结构是一种倍半萜内酯类过氧化物，分子式为 $C_{15}H_{22}O_5$，相对分子质量为 282.34。

2. 青蒿素对疟原虫有哪些作用

青蒿素对各种疟原虫红细胞内期裂殖体均有快速的杀灭作用，48 小时即可使疟原虫从血中消失。目前，青蒿素抗疟疾的作用机制并没有完全研究清楚，可能和血红素或 Fe^{2+} 催化青蒿素形成自由基破坏疟原虫表膜核和线粒体结构导致疟原虫死亡有关。目前，已经发现了对单独使用青蒿素耐药的疟原虫，但是对含有青蒿素的复方制剂耐药率较低。青蒿素可以透过血脑屏障，可用于脑型疟的救治。

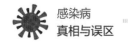
青蒿素安全性较高，不良反应罕见，可能会有一过性的心脏传导阻滞、白细胞减少、短暂的发热、恶心呕吐腹泻等症状。动物实验发现有胚胎毒性，孕妇慎用。

3. **青蒿素有哪些衍生物**

青蒿素的脂溶性衍生物是蒿甲醚，而水溶性衍生物则是青蒿琥酯，这两种药物抗疟作用均强于青蒿素。青蒿素及其两种衍生物的代谢产物是双氢青蒿素，也是一种非常有效的抗疟药。

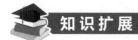 知 识 扩 展

人感染恶性疟疾的治疗

人感染恶性疟原虫后，应尽早就诊，并接受抗疟药的治疗。根据血液中疟原虫密度大小、病情轻重、是否来自耐药流行地区、当地疟原虫的耐药类型以及当地抗疟药的可及性来选择药物。目前，WHO 建议使用青蒿素衍生物与另一种有效抗疟药的联合方案，可根据病情轻重或缓急选用口服、肌内注射或静脉用药。

除抗疟药治疗外，人感染恶性疟后还需要接受对症支持治疗，如输液、吸氧、降温等。对于脑型疟出现脑水肿和昏迷患者，还需要进行脱水、监测及纠正低血糖等，并应用改善微血管堵塞或加用血管扩张药治疗，提高脑型疟的疗效。同时，应加强护理、防止继续感染。

误区解读

1. 只要吃了预防药物，就不会患恶性疟疾

这是不正确的。虽然疟疾的预防措施包括避免蚊虫叮咬和坚持使用抗疟疾药物，但是许多旅行者未能采取有效保护措施预防蚊虫叮咬，另外，目前市场上还没有针对成人有效的疟疾疫苗，没有任何一种药物预防方案可保证完全防护。计划长时间停留在疟疾流行地区的旅行者，应在整个停留期间持续采取有效的药物预防，并且返回后继续在推荐的时间范围内进行预防。旅程中或返回后出现发热等不适症状，需紧急就诊。

2. 人感染疟原虫后，可以自己服用一些抗生素来治疗

这是不正确的。抗生素是用来治疗细菌感染的，对于疟原虫没有效果，反而可能造成副作用。人感染疟疾后，应及时到医院就诊，并接受抗疟药的规范治疗。目前，WHO 推荐使用青蒿素类药物治疗疟疾，如青蒿琥酯和蒿甲醚等。

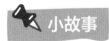**青蒿素的前世今生**

疟疾是一种古老的疾病，早在 3 000 多年前的殷商时期，我国就已有疟疾流行的记载，《黄帝内经》等古籍中总结了秦汉及其之前的人们对疟疾的认识。在 20 世纪 60 年代，恶性疟疾横行，人类饱受疟疾之害。1969 年，屠呦呦担任研究疟疾组的组长，开始广泛收集、整理历代医籍，最后，从中医药宝库《肘后备急方》对青蒿素的记载中找到了灵感，成功提取出抑制疟原虫的青蒿素样品。

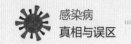

青蒿素是从复合花序植物黄花蒿（即中药青蒿）中提取得到的一种无色针状晶体，青蒿素类药物清除疟原虫起效迅速且安全，可杀死所有处于血液期的疟原虫以及降低寄生虫的生物量，尤其对于脑型疟疾和耐氯喹疟疾的疗效甚佳，静脉用青蒿琥酯是治疗重症疟疾的首选药物。

皮肤焦痂为哪般

小学生冬冬去年到外婆家过暑假，去田里玩耍，钓龙虾、抓知了，玩得不亦乐乎。但还不到两个星期，冬冬就开始出现发热，体温最高40摄氏度，发热前还有怕冷、浑身发抖的症状。外婆带着冬冬去当地医院就诊，用了很多药物，但病情都没有好转。冬冬辗转到大城市的医院就诊，他告诉医生他去了乡下外婆家，医生仔细检查发现冬冬的左侧腋下有块皮肤红肿，中央还有黑色的焦痂，瞬间恍然大悟，冬冬被确诊为恙虫病，给冬冬开了药后，第二天冬冬的体温就正常了。

 小课堂

1. 什么是恙虫病

恙虫病又称丛林斑疹伤寒，是由恙虫病立克次体引起的急性传染病，是一种自然疫源性疾病，鼠类是其主要传染源，野兔、家兔、家禽及某些鸟类也能感染本病。恙螨是传播媒介，将恙虫病立克次体通过叮咬的方式感染人体。恙虫病起病急，大多数发生在夏秋季节，以高热、毒血症、皮疹、焦痂和淋巴结肿大为主要特征，可导致多器官功能障碍综合征，严重者可因心肺肾衰竭而死亡。

2. 恙虫病的典型临床表现和诊断方法

人体被恙螨幼虫叮咬后，潜伏期通常为 10～14 天。恙虫病起病急，临床表现为畏寒、寒战、高热、全身酸痛、头痛、乏力、颜面潮红、皮肤黑色焦痂、淋巴结肿大，严重者可能出现谵妄、颈项强直等中枢神经系统症状。如果在夏秋季节，到过恙虫病流行地区，有田野或草丛作业史，临床表现有突发高热、皮肤溃疡或焦痂、局部淋巴结肿大、皮疹等，就有罹患恙虫病的可能，须尽快到医院感染病科就诊。

3. 如何预防恙虫病

因恙虫病主要通过恙螨传播，所以预防恙螨叮咬是关键。预防措施包括行为方式改变和使用驱虫剂。首先，不进入有大量恙螨滋生的区域。户外活动时应将裤脚扎入袜子，颈部、双上臂等暴露部位须做好防护，以防叮咬。其次，暴露于恙螨的衣物应使用热水烫洗或用拟除虫菊酯类杀虫剂处理，以杀死恙螨。

 知识扩展

恙虫病的治疗

恙虫病主要治疗药物包括：多西环素、四环素、氯霉素、阿奇霉素等。多西环素和氯霉素对缩短临床病程及降低感染的复发率的效果类似。由于氯霉素具有明显的药物毒性，因此多推荐使用多西环素。孕妇治疗恙虫病推荐阿奇霉素。

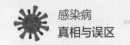

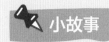 **第二次世界大战与恙虫病**

公元 3 世纪，中国人首次描述了该病。直到 19 世纪末西方才出现关于该病典型特征的描述。在第二次世界大战期间，由于太平洋战场上交战双方的士兵普遍罹患这种疾病，所以关于"丛林斑疹伤寒"的知识在此期间急剧增加。恙虫病在缅甸和锡兰的部队中广泛流行。美国陆军部队的几名成员也死于该病。在 1944 年以前，没有有效治疗该病的抗生素。

第二次世界大战期间的一些数据表明，恙虫病是太平洋战区所有大洋洲不发达地区的地方病。在麦克阿瑟的传记中写道，这种疾病是造成新几内亚战役中双方的一系列非战斗减员的原因之一。在盟军有基地的地方，他们可以清除并削减植被，或将滴滴涕（DDT）用作预防性区域屏障疗法，从而减少了由螨虫和壁虱引起的前线部队的患病率。

防虫小妙招

老张是露营爱好者，在寒假结束前，老张一家人一起去爬山游玩了一次。不料几天后，老张突发高热，检查结果均无异常，退热药只能短暂控制体温。于是老张住进了医院，医生进行了仔细的体检后立刻发现了不同寻常的地方——老张的足底脚趾上出现了一个焦痂样的皮疹，不痛不痒。种种迹象，都提示罪魁祸首很可能是恙虫。医生给老张开具了恙虫病特效药——多西环素。在服用多西环素后，老张的体温稳步下降，并在 2 天后恢复正常。

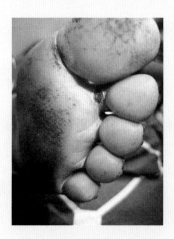

足趾皮疹

 小课堂

1. 节肢动物都有哪些危害

目前已知多种节肢动物包括蚊子、蜱虫、恙虫、蝇等，可以传播多种疾病。蚊子可以传播疟疾、黄热病、流行性乙型脑炎、登革热、寨卡病毒病等疾病。目前有药物可以预防疟疾，但其疗效因药物耐药、药物生物利用度和依从性而异。虽然有黄热病和流行性乙型脑炎等疾病的疫苗，但没有针对基孔肯亚出血热、寨卡病毒病、丝虫病和西尼罗脑炎等其他蚊媒疾病的疫苗或化学预防。此外，对于蜱传疾病（如莱姆病、蜱传脑炎和回归热）、沙蝇传播的疾病（如内脏、皮肤利什曼病）和黑蝇传播的疾病 [如盘尾丝虫病（河盲症）] 等均没有有效的疫苗或化学预防。因此，预防节肢动物叮咬和滋扰可保护我们免受许多疾病的困扰。

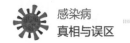
2. 预防节肢动物叮咬，我们都有哪几招

（1）避免前往虫媒传染病暴发的地方：计划出门旅行时应尽可能避开已知的流行性虫媒传染病的所在地。

（2）合适的衣服防护：户外露营、探险可通过穿长袖衬衫、长裤、靴子和帽子来尽量减少暴露的皮肤区域。衬衫应塞进裤腰，把裤子塞进袜子里，穿封闭的鞋子而非凉鞋，这些都有助于降低风险。在衣服和装备上使用驱虫剂或杀虫剂（如氯菊酯）可以提供额外的保护。

（3）检查蜱虫：在户外活动结束时，应检查身体和衣服上是否有蜱虫附着。及时清除附着的蜱虫可以防止感染立克次体等病原体。

（4）蚊帐：如需住在缺乏纱窗和空调的旅店或露营环境里，蚊帐可以提供必要的保护。未到达地板的蚊帐应该塞在床垫下。用拟除虫菊酯杀虫剂处理的蚊帐可提高保护效能。

（5）杀虫剂和驱虫剂：这些产品中的活性成分，如甲氟氰菊酯和烯丙菊酯，可防止蚊虫叮咬。喷雾气溶胶可以清除房间内的蚊子，驱虫剂可将蚊子从限定区域内驱赶走。

3. 哪些驱虫剂可提供较持久的保护

含有以下成分的产品可提供足够的驱虫活性，帮助人们减少携带疾病的昆虫叮咬：避蚊胺（N,N-Diethyl-3-methyl benzoyl amide，DEET）、派卡瑞丁、驱蚊酯 IR 3535（insect Repellent 3535）、柠檬桉叶油（oil of lemon eucalyptus，OLE）或其提取物柠檬桉醇（para-menthane-3,8-diol，PMD）及 2- 十一酮。

4. 驱虫剂的驱虫功效如何

驱虫剂的功效和保护的持续时间因不同的产品以及蚊子、蜱虫等节肢动物种类的不同而异。环境温度、活动水平、汗水、水暴露等都会影响保护的有效性和持续时间。一般来说，较高浓度的活性成分都能提供更长时间的保护。含有 < 10% 活性成分的产品可能只能提供有限的保护，通常仅为 1 ~ 2 小时。提供缓释或控释配方的产品，即使活性成分浓度较低，也可能提供更长时间的保护。通常避蚊胺的功效稳定在约 50% 的浓度下，浓度超过50% 并不能显著增加保护时间。因此，建议在暴露的皮肤上使用含有 ≥ 20% 避蚊胺的产品，以减少可能传播疾病的昆虫叮咬。

防虫小妙招

知识扩展

1. 户外玩耍如何同时使用驱虫剂和防晒霜

不建议使用防晒霜 / 驱虫剂混合的产品，而是建议使用单独的产品，先涂抹防晒霜，然后涂抹驱虫剂，这并不会降低驱虫效果。在防晒霜上涂抹含避蚊胺的驱虫剂可能会使防晒霜的防晒系数降低1/3；因此，使用这两种产品时可能需要更频繁地涂抹防晒霜。

2. 如何在衣物上使用驱虫剂和杀虫剂

我们可以将氯菊酯涂抹在衣服、帽子、鞋子、蚊帐和露营装备上，从而增加保护。氯菊酯是一种高效的杀虫剂。经氯菊酯处理的衣物可驱除并杀死蜱虫、恙虫、蚊子和其他会叮咬人的节肢动物。衣服和其他物品必须在出发前 24 ~ 48 小时进行处理，随后晾干。

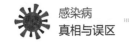

经过氯菊酯处理的材料在反复洗涤后仍能抵御或杀死昆虫。用其他驱虫产品（如避蚊胺）处理的衣服可以防止节肢动物叮咬，但洗涤后不具有持续保护的作用，需要重复处理。

3. 驱虫剂使用注意事项

（1）切勿用于割伤、伤口或受刺激的皮肤。

（2）使用喷雾剂时，不要直接喷在脸上——先喷在手上，然后再涂抹在脸上。

（3）不要涂抹在眼睛或嘴巴上，只在耳朵周围涂抹。

（4）使用后洗手，以避免意外接触眼睛或入口。

（5）成人应先涂抹在自己的手上，然后再轻轻涂抹在孩子暴露的皮肤上，而不是让孩子自行涂抹。避免直接涂抹在儿童的手上。

（6）返回室内后，用肥皂和水清洗儿童经过驱虫剂处理的皮肤或给孩子洗澡。

 误区解读

儿童和孕妇不能使用驱虫剂吗

事实上，大多数驱虫剂可用于 2 月龄以上的儿童。对于 ≤ 2 月龄的婴儿应使用蚊帐保护其免受蚊虫叮咬。含有柠檬桉油的产品规定不应用于 3 岁以下的儿童。上文提到的驱虫剂成分对孕妇或哺乳期妇女是安全的。

小心隐藏在户外的"杀手"
——小蜱虫，大威胁

　　章阿姨近1周高烧不退，前胸、后背、胳膊和腿上发出了许多皮疹，并且感到全身肌肉剧烈疼痛。医生询问病史后发现她半个月前去野外露营，左脚踝曾被蜱虫叮咬。当时家人慌乱下将蜱虫拍打掉，未做消毒处理。10天后在被蜱虫叮咬皮损处出现指甲盖大小红肿，中央结痂，接着出现上述全身症状。医生了解病情后立即将残留在皮肤内的蜱虫口器取出，初步考虑这是与蜱虫相关的疾病，并给予对症治疗，章阿姨的症状明显改善，病情好转后康复出院。

 小课堂

1. 什么是蜱虫

　　蜱，俗称壁虱、狗豆子、草爬子等，属于寄螨目、蜱总科，大多以吸食血液为生，其宿主多为哺乳类、爬行类、鸟类和两栖类。蜱主要栖息于草地、树林中，牛、羊、犬、老鼠、野兔等动物身上经常可见蜱附着。

2. 蜱虫的危害

　　蜱虫的危害主要表现在两个方面：一方面，蜱虫喜欢附着在人体皮肤较薄又容易忽视的部位，如头皮、腋窝、腰部、腹股沟及脚踝下方等，可引起局部皮肤瘙痒、疼痛性红斑、结节，严重者可出

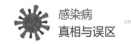
现水肿、溃烂等严重的过敏反应。另一方面，蜱虫携带多种病原体，可导致传染病的发生。已知蜱可携带 83 种病毒、14 种细菌、17 种回归热螺旋体、32 种原虫。蜱虫可引起诸多疾病，其中大多数是重要的自然疫源性疾病和人畜共患病，如发热伴血小板减少综合征、森林脑炎、蜱传出血热、人嗜粒细胞无形体病等，给人类健康及畜牧业带来较大危害。

3. 什么情况下易被蜱虫叮咬

蜱虫叮咬全年均可发生，但每年 4—10 月最为活跃，5—7 月为流行高峰。蜱虫喜欢寄生于草地、灌木丛或森林等野外环境以及动物身上。因此，在户外遛狗、露营、园艺、采茶、耕种或打猎可能会被蜱虫叮咬。

 知识扩展

1. 发现被蜱虫叮咬，该如何正确处理

野外环境中若发现被蜱虫叮咬，切勿自行取出，可在局部涂抹医用酒精或碘酒等药物，使蜱虫头部放松、死亡后，再用尖头镊子将其取出，越靠近它的口部越好，或直接去医院进行拔除或手术处理。

不建议使用凡士林、指甲油或打火机强行"逼"出蜱虫，这样做不仅会伤到自己，还会刺激蜱虫分泌毒素，增加感染风险。更不能硬拽硬拍，否则蜱虫的头部会断在皮肤里，增加感染的概率。

如出现发热、叮咬部位发炎破溃及红斑等症状，要及时就诊，以免错过最佳治疗时机。

2. 如何预防被蜱虫叮咬

（1）户外出行注意：应当尽量避免在蜱虫的主要栖息地，如草地、树林等环境中长时间坐卧。在野外草丛区域活动时，一定要做好个人防护，尽量减少皮肤裸露，穿长袖衣服，扎紧袖口和裤腿，或在裸露的皮肤涂抹避蚊胺、避蚊酮等驱避剂。

（2）家居生活注意：生活在山区、丘陵等地区的居民，也应当注意家居环境中游离蜱和饲养家畜身上附着蜱的清理和杀灭工作。

一般社区内极少有蜱类生存，无须过分担心生活在城市里会感染上该病。但当带宠物去草丛活动后，要及时检查宠物身上是否有蜱虫附着，回来后要及时给宠物洗澡。

（3）及时就医、主动告知：野外活动后，有蜱虫叮咬史、蜱虫附着时间长或蜱虫未被完整拔除，出现皮疹红斑、发热、头痛、肌肉酸痛、意识障碍等症状或体征，应尽快前往正规医院就诊，并主动告知医生自己有蜱虫叮咬史，以便接受专业、规范、有效的治疗。

 误区解读

1. 蜱虫是飞到人们身上的

这种说法是错误的。蜱虫既不会跳也不会飞，但嗅觉极为灵敏，能够在几米之外嗅到宿主的气味，然后爬到 1 米高的树叶或草尖上等候觅食，当人和动物经过时，就突然爬到人和动物的身上伺机吸血。

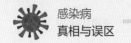
2. **蜱虫叮咬，一会儿就好了**

这种说法是错误的。与许多其他叮咬人的害虫不同，蜱的吸血过程十分"漫长"。蜱虫叮咬人时会向皮肤内注入含麻醉成分的唾液，吸血过程中，人们大多不会察觉。蜱通常需要吸食数天甚至数周，在吸血过程中传播新型布尼亚病毒等，所以在发现被蜱虫叮咬后，迅速摘除非常重要。

3. **用手就可以轻松拔出蜱虫**

这种做法是错误的。蜱在吸血的过程中，是将整个头部都埋藏在肉里面。直接用手拔出，不是一件容易的事情，甚至有可能将其身体一分为二，致使部分留在皮肤内。去除蜱虫最好的方法是寻求医生的帮助，用镊子贴近皮肤，夹住蜱虫的颚体垂直向上取出，再用碘酒或医用酒精做局部消毒处理。

蚊子引发的又一场血案
——乙型脑炎

有一年暑假，5 岁的子墨和爸爸妈妈去了一趟奶奶家。子墨很喜欢在奶奶家门口的池塘边玩，但没两天身上就被蚊子咬了好几个包，当时家人并没在意，然而在返家后的第 8 天，子墨开始出现发热、抽筋、呕吐症状，同时情绪烦躁不安，家人急忙把他送到医院，最后被诊断为乙型脑炎，虽经积极救治挽回生命，却留下了智力下降的后遗症。

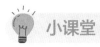 小课堂

1. 什么是乙脑

流行性乙型脑炎（简称"乙脑"），又称日本脑炎，俗称"大脑炎"，是由携带乙脑病毒的蚊子叮咬后感染所致，以脑实质炎症为主要病变的中枢神经系统急性感染性疾病，在我国法定传染病中属于乙类传染病，多见于夏秋季节（7—10月）。一般被蚊虫叮咬后 10 ~ 14 天才会发病，也就是潜伏期。

2. 乙脑的临床表现有哪些

大多数患者感染乙脑病毒后呈无症状的隐性感染，仅少数出现中枢神经系统症状，临床上以高热、嗜睡、惊厥或抽搐、意识障碍、病理反射和脑膜刺激征为特征，呼吸衰竭多见于重型患者，是乙脑最严重的症状，也是乙脑的主要死亡原因。重型患者病后可遗留语言障碍、精神异常、智力下降、瘫痪等后遗症。

3. 乙脑是如何传播的

乙脑主要经蚊虫叮咬传播，包括库蚊、按蚊和伊蚊等，其中三带喙库蚊携带病毒率最高、分布最广泛，也是我国乙脑的主要传播媒介，当它们叮咬感染乙脑的动物（尤其是猪）后，蚊子体内的病毒通过再次叮咬将病毒传给其他人或动物。

4. 人与人接触能传播乙脑吗

人被感染后仅发生短暂的毒血症，且血中病毒数量较少，因此人与人的一般接触不会传染乙脑，但要及时隔离和治疗患者，且治疗期间的乙脑患者应当在有防蚊和降温设备的房间内进行隔离，紧闭门窗，注意灭蚊。

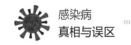
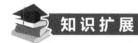 知识扩展

1. 哪些人容易得乙脑

未感染过乙脑病毒或未接种乙脑疫苗者对乙脑病毒普遍易感，但感染后出现典型乙脑症状的仅占少数，多数人感染后呈现隐性感染。显性感染主要见于10岁以下儿童，尤其以2~6岁组发病率最高，但近些年由于儿童和青少年广泛接种疫苗，成人乙脑发病的比例则相对升高。乙脑患者病后可获得强且持久的免疫力，罕有再次发病者。

2. 如何预防乙脑

乙脑的预防应采取以防蚊、灭蚊及预防接种为主的综合措施。

（1）家畜是主要传染源。搞好家畜饲养场所的环境卫生，消除蚊虫孳生环境，定期对猪舍进行灭蚊，人畜居地分开；必要时用疫苗免疫幼猪。

（2）防蚊、灭蚊是预防乙脑传播的重要措施。做好人畜环境卫生工作，消灭蚊虫孳生地；及时清除生活区周围的小型积水，翻盆倒罐加盖，填平洼地；建议安装纱门、纱窗，使用蚊帐、蚊香，涂擦驱蚊剂等有效药剂，防止被蚊虫叮咬。

（3）保护易感人群的主要措施是预防接种。10岁以下的儿童为主要接种对象，从非流行地区进入流行地区的人员，也应该接受预防接种。疫苗接种应在流行前1个月完成。适龄儿童及时接种乙脑疫苗，是预防乙脑最经济、最有效的措施。

（4）做好健康教育及公众提醒。一旦出现发热、头痛、呕吐、抽搐、嗜睡等可疑乙脑症状，应及早到医院就诊，以免贻误病情。

答案：1. D；2. A；3. ×

健康知识小擂台

单选题：

1. 登革热的传播媒介是（　　）

    A. 鸟类　　　　　　　　B. 犬

    C. 褐家鼠　　　　　　　D. 伊蚊

2. 人群感染疟疾后，获得的免疫力为（　　）

    A. 一定的免疫力，但不持久

    B. 终身免疫

    C. 无免疫力

    D. 有交叉免疫

判断题：

3. 人感染恶性疟原虫后，可以自己去药店买一些抗生素来治疗。（　　）

虫媒传染病
自测题

（答案见上页）

人畜共患病

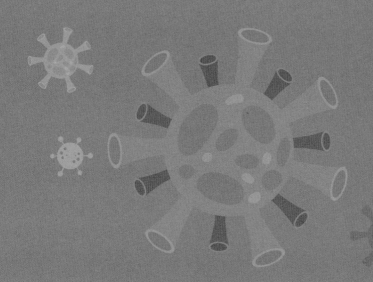

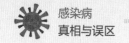

什么是黑热病

4 岁的小明反复高烧 40 摄氏度以上，且面部出现了红色的隆起皮疹，无瘙痒，父母给他服用了很多退烧药和感冒药都无济于事，遂带其去医院就诊，医生使用常规的抗生素治疗无效。于是进一步询问父母小明曾去过哪里？父母透露小明曾去山区游玩，同时小明出现贫血、淋巴结肿大。医生立即给小明做了骨髓穿刺检查，在骨髓中找到了杜氏利什曼原虫，诊断为黑热病。医生为小明使用锑剂治疗后，小明又恢复了往日的健康活泼。

 小课堂 ●●●●●●●●●●●●●●●●

1. 黑热病的定义

黑热病，又称内脏利什曼病，是杜氏利什曼原虫引起的慢性地方性传染病。过去流行于长江以北地区。传染源是患者和病犬（癞皮狗），通过白蛉传播。白蛉活动季节为每年 5—9 月，当白蛉叮咬患者时，原虫进入白蛉体内，发育成鞭毛体。7 天后当白蛉再次叮咬人体时，将鞭毛体注入人体，人体就感染了杜氏利什曼原虫。原虫主要寄生在患者的血液、肝、脾、骨髓和淋巴结中。

2. 黑热病的典型临床表现和诊断方法

黑热病潜伏期一般为 3～6 个月，最短 10 天，最长的可达 9 年。病程多缓慢，表现为不规则发热，初期可有腹痛、腹泻、食欲减退等胃肠道症状，也可表现为流感样症状。随后逐渐出现肝脾淋巴结肿大。晚期还可出现营养不良、贫血，面色苍白，毛发稀疏，皮肤粗糙颜色加深，故称之为黑热病（kala-azar，即印地语"发热、皮肤黑"之意）。整个病程中，症状缓解与加重可交替出现。一般起病后1个月可进入缓解期，体温下降，肝脾缩小，持续数周后又可复发，病程迁延数月至数年。诊断方法包括免疫方法检测（如直接凝集试验、间接荧光抗体试验）或者病原学检查，骨髓穿刺、脾脏穿刺、淋巴结穿刺见杜氏利什曼原虫即可确定诊断。

3. 如何预防黑热病

黑热病是通过白蛉叮咬引发的，预防白蛉叮咬是关键。预防措施包括传染源的管理、积极消灭传播媒介白蛉以及加强个人防护。主要包括：①加强病犬管理，防止动物传播，尤其是农村流浪犬，应用寄生虫学和免疫学方法查出感染杜氏利什曼原虫的犬应及时杀灭或者使用含有驱虫剂的项圈；②每年5—9月白蛉活动季节用菊酯类杀虫剂喷洒住宅等处杀灭白蛉，对禽舍、狗窝加强清理卫生，减少白蛉孳生；③田间和野外劳作要采取个人防护措施避蚊避蛉，房屋要装纱窗、门帘，避免白蛉等蚊虫叮咬。目前还没有针对杜氏利什曼原虫的有效疫苗。

 知识扩展

人感染杜氏利什曼原虫后的治疗

首选5价锑制剂——葡萄糖酸锑钠，它对杜氏利什曼原虫有较强的杀虫作用，疗效迅速且显著。如治疗过程中白细胞，尤其中性

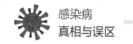
粒细胞持续减少，则暂停治疗。有心脏病、肝病者慎用。过期药物尤其已变色者因有变成 3 价锑加大毒性的可能，不应使用。如锑剂治疗 3 疗程仍未愈者，称之为"抗锑剂"患者，则须用非锑剂治疗，可选用米替福新、两性霉素 B 脂质体等。如患者病程较长，脾明显肿大并伴脾功能亢进者，应行脾切除术，术后再用锑剂治疗，以期根治。

 误区解读

黑热病与黑死病傻傻分不清楚

黑热病与黑死病是由两种不同病原体引起的传染病。黑热病是由白蛉叮咬后杜氏利什曼原虫进入人体引起的不规则发热、肝脾淋巴结肿大、皮肤发黑的一种人畜共患传染病，病程较长。而"黑死病"是鼠疫的俗称，是一种由跳蚤叮咬导致鼠疫耶尔森菌进入人体引起的高热、胸痛、咳嗽，甚至出现意识障碍，皮肤出现发绀、瘀斑等症状的烈性传染病。该病病情凶险，因皮肤广泛出血、瘀斑、发绀、坏死，故死后尸体呈"紫黑色"，是我国法定的甲类传染病。两种疾病一字之差，虽都属于传染病，但是由完全不同的病原体引起，疾病的凶险程度也不同。

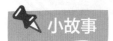 黑热病在中国的发现及防治历程

1903 年，英国医生威廉·利什曼（William Leishman）和查尔斯·多诺万（Charles Donovan）首次在患者体内发现杜氏利什曼原

虫，从此黑热病的诊断就有了科学依据。在中国发现的首例黑热病患者是 1904 年的一名德籍士兵。1905—1911 年，在汉口、山东、天津和北京等地陆续报告了 7 例黑热病。1913 年，河北、山东、安徽等省份均有黑热病流行。1923 年，北京协和医学院成立了黑热病实地调查组，考察疫情严重的江苏徐州，确定白蛉为黑热病的高度疑似病媒。1937 年，黑热病在淮河流域大规模暴发，"几无县无之"，死亡率高达 90%。当时江苏省政府成立淮阴区黑热病防治队，下设 10 个分队，每个分队设 5 个防治站，在苏北进行防疫治疗，工作成效显著。1937 年 6 月，江苏省政府召开了苏鲁豫皖四省黑热病联防会议，但因全面抗战爆发，该防治计划还未实施即告流产。中华人民共和国成立后，随着社会经济和医疗卫生事业的迅速发展，黑热病疫情终于被基本控制。

喝了羊奶怎么发热了

老李家住内蒙古，以养羊为生。有一天，他发现有几只羊没精打采，但他没有在意，照常喝了其中一只母羊产的奶。没多久，老李便开始发热，特别在下午，体温可高达 40 摄氏度，吃退烧药后体温下降，还伴随大汗淋漓，乏力倦怠，肌肉酸痛。于是老李去了当地卫生所，采血检查证实老李得了布鲁氏菌病。医生给老李开了多西环素和利福平，吃药 2 天后，老李的体温就降下来了，乏力倦怠、肌肉酸痛也好多了，医生嘱咐老李这两种药至少要吃 6 周。

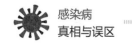

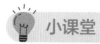

1. 什么是布鲁氏菌病

布鲁氏菌病（简称"布病"）是由布鲁氏菌感染所致的人畜共患病，也是全世界分布最广泛的人畜共患病之一，属于自然疫源性疾病。布病的临床表现轻重不一，严重者可致残或致死，是引起社会经济损失和公共卫生问题的重要原因。

2. 布鲁氏菌病的常见症状和诊断方法

（1）常见症状：布鲁氏菌可感染一系列哺乳动物，包括人、牛、羊、猪、啮齿类动物和海洋哺乳动物。布病的症状主要与疾病所处的时期和布鲁氏菌所侵袭的系统有关。最有特征的表现是发热，体温常在39摄氏度以上，波动幅度大，24小时内波动范围超过2摄氏度，体温最低时仍高于正常。多汗是"布病"的突出症状之一。关节疼痛累及的主要是大关节，可发生于一个或多个关节，如骶髂、髋、膝关节等。布鲁氏菌侵入机体后可侵犯多器官及系统，如骨骼肌肉系统、泌尿生殖系统、神经系统及心血管系统等。可出现睾丸炎或附睾炎、生殖器官及胎膜发炎、流产等，一部分患者还可表现为与性格改变有关的神经系统并发症，如焦虑、健忘等。

（2）诊断方法：血液、骨髓、乳汁、子宫分泌物、脓性分泌物、关节液、脑膜炎患者的脑脊液等均可做布鲁氏菌细菌培养，培养结果阳性是确诊布病的依据。通过检测患者血液中布鲁氏菌特异性抗体，操作简便、快速，在布鲁氏菌病诊断中具有重要作用。

3. 如何预防布鲁氏菌病

目前尚没有预防人类感染布鲁氏菌病的疫苗，以下措施可以预防该病的发生和流行：①避免使用未经消毒奶制品。②避免进食生肉、半熟肉，充分的烹调对预防布鲁氏菌病十分重要。③高危职业者如兽医、牧民、屠宰场工人、牛奶工等，在处理病死动物、动物组织或帮助动物分娩时应戴橡胶手套。④屠宰场应将屠宰间与其他加工区域分开，将已知的感染动物集中于特定屠宰间、使用防护服和消毒剂，并控制空气循环。⑤实验室工作人员应该严格遵守实验室安全要求处理标本。⑥对疫区的动物进行检疫、治疗和捕杀，加强畜产品的消毒和卫生监督。

布鲁氏菌病
科普小知识

 知识扩展

人感染布鲁氏菌病后的治疗

布鲁氏菌病治疗的抗菌药物种类及治疗方案较多。对于 8 周以内的急性布病，采用口服多西环素（200 毫克/日）+利福平（600～900 毫克/日）6 周的治疗方案。通过及时、规范的抗菌治疗，急性布病很少复发。但有些布病患者，在急性期因症状轻微未及时发现和治疗，或未进行规范化治疗，可导致病程迁延。随着病程迁延，布病可能会累及多个器官和组织。一般来说，针对脊柱炎、神经型布病、心内膜炎或局部化脓性病变的布病，治疗需要更长的疗程（至少 12 周），通常需要至少 3 种药物联合治疗。

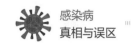

 误区解读

1. 只有年老体弱、免疫力低下的人才会感染布鲁氏菌病

这是不正确的。人对布鲁氏菌普遍易感，主要取决于接触机会的多少。与牲畜密切接触的一些职业人群及疫区的居民，如兽医、放牧员、饲养员、屠宰工、挤奶工、皮毛／乳／肉加工人员及实验室操作人员等易感染布病。

2. 现挤牛羊奶更有营养

这是不正确的。现挤牛羊奶通常也叫"生鲜奶"，是未经杀菌、除杂、均质等工艺处理的原奶的俗称。由于生鲜奶的乳脂肪球较大，煮沸后会发生聚集上浮，从而带来"风味浓郁"的口感印象。国内最常见的两种乳制品杀菌工艺是巴氏杀菌法和超高温灭菌法，都利用了多数病原体不耐热的特点，对食物进行加热处理从而达到杀死病菌的目的，不会破坏奶中的营养成分。生鲜奶未经杀菌或杀菌不充分，很容易造成人畜共患病的传播。

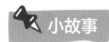 **"布病"的由来**

"布病"是一种古老的疾病。研究表明，早在6 000万年前就可能已经有布病的存在。在公元前400年左右，人们就已经描述了与其相关的临床情况，当时"布病"被认为是一种发热性疾病。1853年，俄国与英法两国在克里米亚爆发了战争，这场战争中双方军队的大量士兵在马耳他岛附近死于布鲁氏菌感染，当时便以地域命名这种病为马耳他热。1887年，苏格兰内科医生大卫·布鲁

斯爵士从死于"马耳他热"的五名英军士兵脾脏组织中分离出一种革兰氏阴性微球菌，首次明确了导致这种疾病的病原体。为了纪念这种在马耳他附近暴发的疾病，以及首次发现病原体的布鲁斯医生，就称这种病原微生物为马耳他布鲁氏菌。

Q 热是什么病

暑假到了，小刚到农村的爷爷家中玩，爷爷家养了很多小动物，有鸡、鸭、小狗、小羊等，小刚常常与它们追逐打闹。2 周后，小刚突然出现发热、头痛、乏力、食欲减退、肌肉酸痛，爷爷以为小刚是感冒了，就去卫生室开了点感冒药给小刚吃。但是小刚的症状没有好转，每天仍然有发热，爷爷赶紧送他去医院，医生经过一番深入的检查，确诊小刚是感染了 Q 热，立即给他特效抗生素治疗，并通知了当地卫生部门。经过积极治疗，小刚症状明显缓解。

 小课堂

1. 什么是 Q 热

Q 热是一种由贝纳柯克斯体引起的人畜共患病，属于立克次体病中的一种，在全世界范围内均有分布，该病于 1937 年在澳大利亚的昆士兰首次被发现，因当时原因不明，故称该病为 Q 热（Q fever）。家畜是主要传染源，如牛、羊、马、骡、犬等，其次为鼠类等啮齿类动物、飞禽（鸽、鹅、火鸡等）及爬虫类动物。受感染

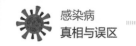
动物的分泌物、排泄物以及胎盘、羊水中均含有 Q 热病原体。而人类感染者通常并非传染源，但患者血、痰中均可分离出 Q 热病原体，偶可感染周围人群。

呼吸道传播是最主要的传播途径。携带 Q 热病原体的动物尿粪、羊水等排泄物以及蜱粪便污染尘埃或形成气溶胶进入呼吸道致病；其次是接触传播，与病畜、蜱粪接触，病原体可通过受损的皮肤、黏膜侵入人体；饮用污染的水和奶类制品也可感染 Q 热。

人群对 Q 热病原体普遍易感，青壮年，特别是屠宰场、肉品加工厂、牛奶厂、各种畜牧业、制革皮毛工作者感染率较高。人感染后不一定发病，血清学调查证明隐性感染率可达 0.5% ~ 3.5%，病后免疫力持久。该病无明显季节性，农牧区由于家畜产仔关系，春季的发病率较高。我国吉林、四川、云南、新疆、西藏、广西、福建、贵州等地均有本病流行。

2. Q 热的常见症状和诊断方法

Q 热是一种自然疫源性传染病，潜伏期一般为 9 ~ 30 天，平均 17 ~ 20 天。起病大多急骤，有畏寒、发热、剧烈头痛、肌肉疼痛、极度乏力、肝脾大，但无皮疹，30% ~ 80% 的患者可发生肺炎及胸膜炎。部分患者还可发生慢性 Q 热，临床表现为肝炎、心内膜炎、心肌炎、血栓性脉管炎、关节炎及脑膜脑炎、脊髓炎、间质肾炎等。因其临床症状多且重，累及脏器广且并发症多，所以很容易误诊为流感、布鲁氏菌病、钩端螺旋体病、伤寒、病毒性肝炎、支原体肺炎、鹦鹉热、细菌性心内膜炎等。不治疗或未经规范治疗时，预后差。

如果出现发热，近期有牛羊等家畜接触史，当地有 Q 热流行，同时伴有剧烈头痛、肌痛、肺炎、肝炎者须高度警惕，应尽快到医院就诊。医生会根据患者的临床表现、流行病学史和实验室检查结果来确定是否为Q热。确诊要依靠血清学检查和/或分子生物学检查，Q热的外斐反应阴性，有利于Q热与其他立克次体病相鉴别。

3. 如何预防Q热

应该做到以下几点：①勤洗手，注意个人卫生；②患者应隔离，痰及大小便应做消毒处理；③注意家畜、家禽的管理，使孕畜与健畜隔离，并对家畜分娩期的排泄物、胎盘及其污染环境进行严格消毒处理；④屠宰场、肉类加工厂、皮毛制革厂等场所及与畜类有密切接触的工作人员，必须严格按防护条例进行工作，工作人员和动物均可接种疫苗，防止交叉感染；⑤对可疑被污染的牛羊奶必须煮沸10分钟方可饮用；⑥加强灭鼠灭蜱。

 知识扩展

Q热的治疗

人感染Q热后应尽早到医院就诊，并接受药物治疗。多西环素为最有效的治疗药物，疗程不宜过短以防复发，而复发再治仍有效。四环素与氯霉素对该病也具相当疗效。一般服药48小时后可退热。大环内酯类和氟喹诺酮类亦有效。

对慢性Q热一般采用至少两种有效药物联合治疗，可选用多西环素联合利福平治疗，疗程数年（一般至少3年）。另一可供选择的治疗方案是多西环素联合羟氯喹。Q热心内膜炎可使用羟氯喹联合多西环素的方案，疗程18～36个月，可按血清学检测水平调

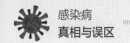

整。替代治疗则可用多西环素联合氧氟沙星治疗 3 年或 3 年以上。用抗菌药物治疗不满意时，须同时进行人工瓣膜置换术。在抗菌药物治疗期间，每 6 个月应做抗贝纳柯克斯体抗体测定。在终止治疗后头 2 年内，每 3 个月应复查抗体 1 次。

不死的芽孢
——炭疽

　　牧民李大爷家里养的一头牛病了，就将病牛宰杀，卖掉了牛皮。2 天后发现他的右腕及右前臂出现红色结节，自行挤压及拔罐治疗后没有好转，反而出现局部溃疡、结节中央溃疡结痂、周围肿胀。3 天后他的右上肢肿胀加重，右侧腋窝淋巴结肿痛，伴发热，至当地医院就诊，医生诊断他为皮肤炭疽，给予隔离、青霉素静脉滴注、高锰酸钾溶液局部湿敷，很快体温恢复正常，1 周后右前臂肿胀及右腋窝肿大淋巴结消退，皮损明显缩小，部分结痂脱落。

 小课堂

1. 什么是炭疽

　　炭疽是由炭疽杆菌引起的一种人畜共患的急性传染病，以牛、羊、马等草食动物感染最为常见，其次是猪和狗。感染炭疽杆菌的芽孢常会引起死亡，动物的皮、毛、肉、骨粉均可携带细菌。炭疽杆菌以芽孢形式可在外环境长期生存，芽孢有很强的抵抗力，可在动物尸体及土壤中存活数年至数十年。患病动物和死亡动物尸体是炭疽的主要传染源。人在宰杀、食用患病动物或接触可能患病动物的血液、排泄物等污染物时，炭疽杆菌可能通过皮肤上的微小伤口进入体内引起感染，但人与人之间的传播极少见。炭疽是《中华人民共和国传染病防治法》中规定的乙类传染病，但肺炭疽按甲类传染病的预防、控制措施。

2. 人感染炭疽的常见症状和诊断方法

人感染炭疽后主要表现为皮肤坏死、溃疡、焦痂、周围组织广泛水肿及毒血症症状，偶尔引起肺、肠、脑膜的急性感染，并伴发败血症。炭疽杆菌的芽孢抵抗力极强，在合适的环境下，芽孢能变成有感染能力的炭疽杆菌，透过皮肤、胃肠或呼吸道进入人体而导致感染。根据人感染途径的不同可分为皮肤型、肠型、肺型 3 种类型。其中以皮肤炭疽最为常见，占 90% 以上，病变多见于面、颈、肩、手和脚等裸露部位的皮肤，表现为局部皮肤坏死和特异的黑痂。其次是肺炭疽和肠炭疽，进而可继发炭疽杆菌败血症、炭疽脑膜炎。炭疽全年均可发病，7—9 月为高峰，吸入型多见于冬春季，患者多见于牧区，呈地方性散发流行。有炭疽流行病学史、临床表现、实验室检查涂片和培养阳性即可确定诊断。

3. 如何预防人感染炭疽

预防炭疽，我们应该做到以下几点：①严格管理传染源。对感染的动物积极治疗，对死亡的动物做焚烧、深埋等处理；对患者严密隔离，彻底消毒分泌物和排泄物。②切断传播途径。保护可疑污染物接触人群，加强牧畜收购、调运、屠宰加工检疫，防止水源、食品污染。③对高风险人群积极注射炭疽杆菌疫苗。

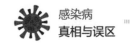
 知识扩展

人感染炭疽后的治疗

怀疑感染炭疽杆菌时，应及时到医院就诊。患者应严密隔离、多休息、多饮水。对呕吐、腹泻患者给予适量静脉补液。禁止患部挤压和切开引流，防止病菌扩散而引起败血症。

青霉素为最有效的抗生素，尚未发现耐药菌株。氟喹诺酮类抗菌药物对本病亦有良好疗效。

 误区解读

1. 只要不接触患病牛羊或不去牧区，就不会有机会感染炭疽

这是不正确的。人因直接或间接接触病畜或其排泄物以及染菌的动物皮毛、肉、骨粉等均可引起炭疽，进食被炭疽杆菌污染的肉类和乳制品也可引起炭疽。因此，即使没有直接接触病畜或不去牧区，也应该保持警惕，加强检验检疫，加强饮食，饮水和乳制品的监督。

2. 炭疽是不治之症

这是不正确的。炭疽预后情况的好坏与是否进行及时有效的诊治密切相关，炭疽患者多病情危重，可并发败血症和感染性休克，偶可继发脑膜炎，若不及时救治，常在急性症状出现后因呼吸、循环衰竭而死亡。及时进行积极合理的治疗，几乎所有皮肤炭疽患者都可存活。肺炭疽患者半数以上可存活，肠炭疽患者60%可存活。

小故事　**炭疽的发现背景**

炭疽杆菌是人类历史上第一个被证实可引起疾病的细菌。公元前1491年，古埃及就有关于瘟疫的记载，跟"炭疽"症状很相似。世界各地几乎都发生过炭疽暴发事件。往往洪水后，就可能出现炭疽，可能原因是它的芽孢能在土壤生存很长时间，很容易被水冲出来，感染其他动物。在19世纪，兽医在研究病牛血液时，在显微镜下发现了杆状物体，但当时并不清楚是什么。1877年，罗伯特·科赫首次在培养基上培养成功，并证明其可形成内孢子体，注射动物后可导致实验性炭疽。炭疽可能潜藏在土壤之中，是一种很容易获得的细菌，并且危害性大，很小的剂量就能造成极大的破坏，曾被用来作为生物武器。后来科学家又进一步研究了炭疽的减毒菌株，为人类预防该细菌打下了坚实的基础。

鼠之原罪——致命病毒

李大哥是一名林业工人，今年40岁，最近两天出现发热，伴有全身酸痛、头痛、腰痛，还有眼眶痛，自己吃了一些感冒药，症状没有好转，同事发现其颜面、颈部、胸部明显潮红，像喝醉了一样，立即送他到医院就诊。医生经过病史询问联合实验室检查发现，李大哥得的是肾综合征出血热。医生立即予以吸氧、输液、对症等综合治疗，并及时上报了当地疾病预防控制中心。经过积极治疗，李大哥病情好转，康复出院。

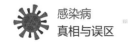
 小课堂 • • • • • • • • • • • • • • •

1. 什么是肾综合征出血热

肾综合征出血热，又称流行性出血热，是由汉坦病毒属的病毒感染引起的，以鼠类为主要传染源的一种急性病毒性自然疫源性疾病。传染途径包括通过吸入、食入或接触被老鼠尿液、粪便等含有病毒的排泄物形成的气溶胶或食物而被感染，通过鼠咬人被感染比较少见。临床主要表现为发热、出血和肾脏损害等。发病人群多为男性青壮年，我国为高发区。该病起病急、症状重、病情进展快，死亡率较高，严重威胁国人的健康和生命安全。

2. 肾综合征出血热的常见症状和诊断方法

患者感染了汉坦病毒后，通常会出现发热，少数为低热。多数患者突起畏寒高热，体温可达 39～40 摄氏度，伴有乏力、食欲下降。同时伴有全身酸痛、头痛、腰痛和眼眶痛，称为"三痛"；可出现明显的皮肤充血，表现为颜面、颈部和胸部像"醉酒"一样的皮肤潮红，称为"三红"。进一步发展可出现低血压休克、肾功能衰竭以及重要脏器出血等情况，严重者可导致死亡。如果有以下情况，应尽快到医院就诊：①近期曾接触过老鼠、老鼠排泄物，或被老鼠排泄物污染的物品，并出现发热、头痛、腰痛、眼眶痛以及头面颈胸部皮肤潮红等表现；②近期曾被老鼠咬伤或者破损伤口曾接触鼠类排泄物或血液等，并出现发热、头痛、腰痛、眼眶痛以及头面颈胸部皮肤潮红等表现；③近期曾至山区、田间或林区工作或活动，并出现发热、头痛、腰痛、眼眶痛以及头面颈胸部皮肤潮红等表现。医生根据患者的流行病学史、临床表现和特异性实验室检查结果诊断为肾综合征出血热。

3. 如何预防肾综合征出血热

应该做到以下几点：①防鼠灭鼠。尽量避免在水边、草地等老鼠经常出没的地方活动。在野外尽量穿长裤长衫、不露脚趾的户外鞋，以防被鼠类咬伤。在杂草丛生或者有秸秆堆放的地方活动，有可能存在鼠尿鼠粪，建议戴口罩，以防气溶胶污染；居家发现有鼠迹，可用鼠笼、鼠夹、鼠药进行捕鼠灭鼠，不用手接触老鼠及其排泄物。②注意食品安全与个人卫生，不食用疑似被鼠或其排泄物污染的食物或水源。③疫苗接种。流行地区及高危人群可接种肾综合征出血热疫苗，疫苗接种是防控肾综合征出血热的最有效措施。

知识扩展

得了肾综合征出血热该如何治疗

本病治疗以综合对症治疗为主，早期应用抗病毒治疗，中晚期针对病理生理变化（如低血压休克、肾功能损害、出血等）进行对症综合治疗。强调"三早一就"治疗原则，即早发现、早诊断、早治疗和就近治疗。因此，一旦出现相关症状，务必及时到正规医院就诊，防止病情延误，导致病情加重。

"死神之疫"

1910年10月大乌拉尔的工棚里，7名中国伐木工人暴毙，俄国人大惊失色，不但焚烧了工棚和工人们的衣服行李，还把其余

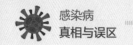

的工人都赶回了中国境内，其中两名伐木工来到中俄边境的小城满洲里，二道街张姓木铺。几天后这两个人在店内发热、咳嗽、吐血，很快死亡，死后全身发紫，并且同院房客也相继死亡。中国第一个从剑桥大学毕业的医学博士伍连德通过解剖患者，发现患者体内存在鼠疫杆菌，这就是让人谈之色变的"黑死病"的病原体。

 小课堂

1. 什么是鼠疫

鼠疫是鼠疫耶尔森菌引起的烈性传染病，主要通过跳蚤叮咬传播，也可以通过接触感染的动物、患者及飞沫传播。鼠疫的潜伏期较短，一般在 1~6 天之间，多为 2~3 天，传播迅速，并且人群对鼠疫耶尔森菌普遍易感，未经治疗病死率高，且会造成大范围的传播，严重威胁人类的健康和生命安全。为了有效地预防和控制鼠疫，我们应该掌握鼠疫的常见症状、诊断方法以及如何预防等方面的基本健康知识。

2. 鼠疫的常见症状和诊断方法

人感染鼠疫耶尔森菌后，全身症状主要表现为寒战、高热不退、心悸、呼吸急促、呕吐腹泻、剧烈头痛、局部淋巴结肿痛，也可有咳血痰，甚至大面积出血，严重者早期即可出现血压下降、休克、意识不清、胡言乱语等。部分类型鼠疫患者可表现为严重的上下眼睑水肿、皮肤出现剧痛性红色丘疹，其后形成血性水泡，周边呈灰黑色，水泡破溃后创面也呈灰黑色。鼠疫患者如果不及时就医，可能会发展为休克、心力衰竭、呼吸衰竭、多器官功能衰竭等严重并发症。如果有以下情况之一，应尽快到医院就诊：①发病前10 天内到过鼠疫流行区，并出现鼠疫临床表现（高热、淋巴结肿痛、毒血症、休克、咯血、严重的上下眼睑水肿、血性腹泻伴腹痛、皮肤出现剧痛性红色丘疹，其后形成血性水泡，周边呈灰黑色，水泡破溃后创面也呈灰黑色、剧烈头痛）；②发病前 10 天内接触过具有鼠疫临床表现的患者，并出现了类似的临床表现。医生可根据患者的临床表现、流行病学史和实验室检查结果来确定是否为鼠疫。

3. 如何预防鼠疫

（1）避免到鼠疫疫区旅游或活动，避免接触啮齿类动物（如鼠类、旱獭）。

（2）避免直接接触受感染的体液和组织，如必须与可能患肺鼠疫的患者接触时，尽量和患者保持 1 米以上的接触距离，并戴口罩，勤洗手。

（3）防跳蚤叮咬：使用驱虫制剂。

（4）不要处理动物尸体。

（5）如果曾去过疫区，应持续 2 周自测体温。如果突然出现发热、寒战、淋巴结疼痛、咳嗽、咯血或出血等任一症状，应当立即就医并告知医生疫区旅行史，及早诊断和隔离治疗。

知识扩展

鼠疫的治疗

人感染鼠疫后，应尽早到医院就诊，并接受抗菌药物的隔离治疗。目前，鼠疫首选的治疗药物为链霉素。为了达到更好的预后，

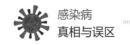

常常联合其他类型抗生素，如喹诺酮类药物、多西环素、β- 内酰胺类或磺胺等。若因过敏等原因不能使用链霉素者，可考虑选用庆大霉素、氯霉素、四环素、多西环素、环丙沙星等。

 误区解读

只要不接触老鼠，就不会感染鼠疫耶尔森菌

这是不正确的。虽然食用病鼠、接触病鼠可以感染鼠疫耶尔森菌，但鼠疫耶尔森菌还可以通过跳蚤叮咬、接触感染的动物和患者及飞沫传播等。因此，即使没有直接接触老鼠，也应该保持警惕，遵循预防措施，及时就医。

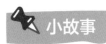 **小故事** **鼠疫的前世今生**

历史上有三次世界鼠疫大流行，第一次大流行发生在公元 6—8 世纪，几乎蔓延到了世界的所有著名的国家，其死亡人数高达 1 亿人。这一次的鼠疫大流行，对罗马帝国经济社会造成的打击要远超它的邻国。但鼠疫并没有就此离人类世界远去。

继 6—8 世纪在亚欧大陆西端暴发后，鼠疫又在 14—17 世纪迎来了第二轮遍及亚欧大陆的暴发，这一轮暴发为鼠疫"挣得"了"黑死病"的威名。从 1347—1353 年，短短 6 年的时间，这一病原体夺走了约 2 500 万欧洲人的生命。起自 1337 年的"英法百年战争"，在 1348—1356 年的近 10 年时间，双方因为招募不到足够的士兵而被迫停战。

第三次大流行发生在 19 世纪末，一直到 20 世纪中叶，并迅速地借助全球交通连接扩散到整个世界。但幸运的是，人类医学的发展为鼠疫防治提供了最有力的武器。科学家们发现了鼠疫的病原体——鼠疫杆菌，并制成了疫苗，同时对鼠疫有了更多的了解……为了防止类似的灾难再次发生，WHO 和各国政府都在不断地加强对鼠疫的监测、预防和控制，我国将鼠疫列为甲类传染病。

埃博拉河的血泪

1976 年，一场"血疫"悄然席卷非洲苏丹南部和刚果（金）（旧称扎伊尔）的埃博拉河畔，埃博拉病毒也因此被发现。人体感染埃博拉病毒后，会出现高热、恶心、呕吐，身体酸痛，有的人甚至出现眼部渗血、腹泻血便、呕血等出血表现。埃博拉病毒随着患者的血液、体液、排泄物、分泌物散播，沿着埃博拉河继续向下蔓延。随后科学家发现，散播这一病毒的源头是生活在热带雨林的动物们，人类通过密切接触感染了埃博拉病毒动物内脏器官或体液而被感染。

 小课堂

1. 什么是埃博拉病毒病

埃博拉病毒病是一种由埃博拉病毒感染引起的人类和灵长类动物（黑猩猩、大猩猩、猴子）的、以发热和出血为主要表现的烈性传染病。患者主要通过直接接触感染者及感染的动物的血液、分泌

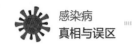
物、体液、排泄物感染发病，直接接触死亡感染者尸体也会引起传播。埃博拉病毒病病死率较高（50%～90%），严重威胁人类的健康和生命安全，受到全球各国的广泛关注。

2. 人感染埃博拉病毒的常见症状和诊断方法

感染埃博拉病毒后，通常会出现发热，并快速进展为高热，同时有疲劳无力、肌肉酸痛、头痛、咽喉痛等类似流感的症状，随后可出现呕吐、皮疹、腹痛、腹泻、肝肾功能损害等表现，部分患者可能出现口腔牙龈出血、鼻出血、血尿、便血等多部位出血的表现，可危及生命。如果有以下情况之一，应尽快到医院就诊：①近期有不明原因发热、乏力、肌肉酸痛、恶心、呕吐、腹泻等症状；②发病前21天内有疫区旅居史；③发病前21天内曾接触确诊患者或受感染动物；④聚集性发病；⑤从疫区旅行或工作回国入境时有身体不适，须及时上报并自我隔离。医生会根据患者的临床表现、流行病学史和实验室检查结果来确定是否为埃博拉病毒病，确诊常依赖于病毒核酸检测。

3. 埃博拉病毒病常见于哪些地区

埃博拉病毒病主要呈地方性流行，可见于非洲地区的刚果（金）、几内亚、苏丹、加蓬、利比里亚等地区。非洲以外地区偶现病例报道，均为输入性病例或实验室以外感染，目前我国尚未出现病例报道。

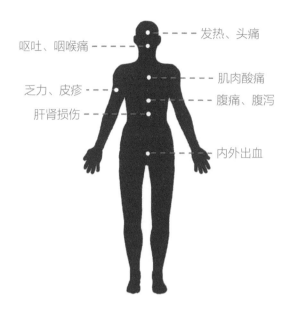

呕吐、咽喉痛

发热、头痛

肌肉酸痛

乏力、皮疹

腹痛、腹泻

肝肾损伤

内外出血

埃博拉病的常见症状

 知识扩展

如何预防埃博拉病毒病

（1）关注疫区的疫情发展情况，谨慎考虑前往疫区，如必须前往则应学习相关防护知识。

（2）避免与疑似患者、灵长类等野生动物，以及被其血液、体液、排泄物污染的物品接触。

（3）注意手卫生，保持双手清洁，使用肥皂洗手。

（4）在疫情高发的地区，尽量避免接触或处理野生动物肉，不食用野生动物；食用当地动物肉前应确认彻底烹熟。

（5）在外出旅途中或旅行后若发现有发热、腹泻等相关症状，应立即就医；旅游或出差人士从疫区返回21天内若感到身体

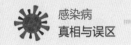

不适，应立即就诊，并告知近期出入境旅游记录。

 误区解读

1. **埃博拉病毒可通过空气和飞沫传播**

这是不正确的。埃博拉病毒的主要传播途径有 3 种：①密切接触被病毒感染动物的血液、体液、分泌物和内脏器官等；②直接接触感染者的血液、体液、排泄物和分泌物等；③接触被感染者污染的物品或环境。其传播途径不包括空气和飞沫传播。

2. **一旦感染埃博拉病毒无药可救**

这是不正确的。2020 年底，美国食品药品监督管理局批准了两种单克隆抗体（mAb114 和 REGN-EB3）用于治疗埃博拉病毒感染，可显著提高患者的存活率。此外，对症支持治疗（如纠正水、电解质代谢紊乱，控制出血，肾衰竭的透析治疗等）能够有效改善患者预后。

莫因犬而"狂"

小区里、公园内有很多遛狗的人，社交圈里也有诸多养猫、"撸猫"的朋友，我们看到这样的"小可爱"们，不免想跟它们玩耍一下，但是一想到狂犬病这个病名，就不敢上前了。那跟它们玩耍真的安全吗？这就是本文的主题：怎么跟可爱的小宠物"和平"相处？让我们一探究竟。

小课堂

1. 什么是狂犬病

狂犬病是狂犬病毒所致的人畜共患的急性传染病，多见于犬、狼、猫等肉食动物，人多因被病兽咬伤、抓伤而感染。临床表现为特有的恐水、怕风、咽肌痉挛、进行性瘫痪等。因恐水症状比较突出，故本病又名"恐水症"。

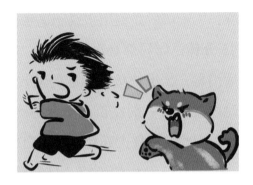

莫因犬而狂

2. 狂犬病的临床表现

人被患病动物咬伤后，动物唾液中的病毒通过伤口进入人体而引发疾病，少数患者也可因眼结膜被病兽唾液污染而患病。狂犬病临床疾病可分为 3 个阶段：前驱期、狂怒期和麻痹期，然而这些阶段可能并不明显。有些患者的狂怒阶段可能非常明显，而另一些则可能根本不明显。

该病的总体特征是进行性中枢功能障碍。狂犬病的前驱期症状包括体温升高、乏力、局部伤口处红肿热痛等非特异性的表现。随着病毒向中枢神经系统扩散，则会出现狂怒期症状，如激动、好动、有幻觉、行为不协调性、肌肉颤动、怕水及怕风等。病情进展进入麻痹期，麻痹期的表现一般是肌肉从伤口部位开始逐渐麻痹，肢体行动不能，逐渐出现脏器麻痹，最终陷入昏迷，呼吸衰竭，直至死亡。

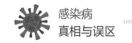

3. 狂犬病的防治原则

（1）狂犬病的预防：暴露后（咬伤后）预防是指被咬伤者在疑似暴露于狂犬病毒后立即要进行的处理。主要包括以下 3 个步骤：①咬伤后立刻用水或肥皂水彻底清洗伤口，冲洗时间建议大于 15 分钟，如局部有出血，应尽快对出血伤口进行局部止血及止血后消毒；②尽快接种标准的强效狂犬病疫苗，原则上应该在 24 小时内接种第一剂疫苗；③若明确被狂犬病毒携带的病犬或病猫咬伤，则建议将狂犬病免疫球蛋白或单克隆抗体注入伤口。

（2）狂犬病的治疗：目前狂犬病没有特效治疗手段，此病的病死率接近 100%，故临床上一旦发病，只能采取对症支持治疗，治疗要点包括以下几点：①严格进行单间隔离，且专人诊疗与护理，避免交叉感染；②对症支持治疗，如恐水者禁食禁饮、高颅内压症状使用脱水剂、缺氧者予吸氧、呼吸困难或呼吸衰竭予气管切开、内环境紊乱予补液及纠正水、电解质代谢紊乱等。总体来说，狂犬病无特效药，仅可对症支持治疗。

 知识扩展

1. 狂犬病的由来及流行

狂犬病自古以来就是人类的祸害，"狂犬病"（rabies）这个名字来源于古梵语，意思是愤怒的、狂暴的、野蛮的、疯狂的，在几千年前的医学著作中就有描述。该病毒可感染所有温血动物，但人类狂犬病在历史上一直与狗有关，主要是因为它们占所有人类感染的 90% 以上，故名称为狂犬病。

狂犬病毒是一种 RNA 病毒，在世界范围内均有分布，只有少数国家，主要是岛屿国家声称"没有狂犬病"。狂犬病的传染源主要为病犬、病猫及病狼（少见）等。狂犬病的控制主要通过在流行地区接种疫苗预防狗和猫的感染，以及在无狂犬病国家控制狗和猫的流动，包括采取检疫和疫苗接种措施。

2. 狂犬病的诊断

狂犬病的诊断目前主要是临床诊断，出现恐水、恐风等特异性狂犬病征兆，或有可靠的与疑似或确诊的狂犬病动物接触史时可作出临床诊断；同时，出现以上临床特异性狂犬病症状后检测受感染组织（脑组织、皮肤组织或唾液等）中的病毒核酸及病毒抗原等可作为实验室诊断技术。但实验室诊断尚不适于在临床疾病发作前发现狂犬病感染。

狂犬病相关
知识科普

 误区解读

1. 接触狗狗不被咬就不会感染狂犬病毒

这是不正确的。事实上，病狗或病猫舔过的物体带有其唾液而被接触时可通过眼结膜或自身已存在的伤口感染人，故宠物狗接种狂犬病疫苗是有必要的，且接触宠物唾液后应尽快洗手，进行局部消杀，避免感染。

2. 只有狗狗才会传染病毒

这是不正确的。狂犬病毒可感染所有温血动物，但人类狂犬病在人类历史上一直与狗有关，且据统计占所有人类感染的 90% 以上，遂称其为狂犬病。事实上，所有恒温动物都具有传播病毒的可

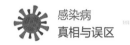

能，故生活中其他类型的宠物抓伤或也需要进行狂犬病防治的相关处理。

3. **老人们都说在被狗狗咬伤以后几十年才会得病**

这是不正确的。WHO 通报的狂犬病毒的潜伏期一般为 2 周 ~ 3 个月，大多数患者在 1 年内就发作，超过 1 年发作的很少见，且据确切数据可查的潜伏期最长只有 6 年。

4. **狂犬病疫苗只有在被咬 24 小时内接种才有效**

这是不正确的。据临床经验及 WHO 有关规定，建议狂犬病疫苗接种越早效果越好，最好是在被咬后 24 小时内注射。但被咬后超过 24 小时注射疫苗的，且疫苗能在发病前产生足够的抗体则均是有效的，故被咬超过 24 小时也应尽快接种疫苗。

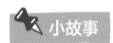 **狗咬伤标准处理流程**

7 岁的小明暑假来到乡下外婆家度假，外婆邻居家的狗狗小花特别可爱，小明特别喜欢小花狗并尝试用手抚摸小花，小花闪躲中咬伤了小明的手，外婆特别着急，赶紧抱起小明前往村卫生室查看伤口，医生立即用肥皂水冲洗伤口、消毒，并建议外婆将小明立刻送至就近的防疫站接种狂犬病疫苗，小明被接种了三针标准强效狂犬病疫苗。有了此次经历以后，小明再也不敢轻易去用手碰陌生的小动物了。

答案：1. A；2. B；3. ×

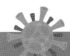

健康知识小擂台

单选题：

1. 食用以下哪种食物最容易感染布鲁氏菌病（　　）

    A. 生羊奶   B. 煮熟的羊奶

    C. 煮熟的羊肉   D. 煮熟的牛奶

2. 炭疽杆菌的抵抗力很强，主要是因为它有（　　）

    A. 荚膜   B. 芽孢

    C. 外毒素   D. 内毒素

判断题：

3. 夏秋季去山区远足，可以穿着短袖短裤进山区，因为比较凉快。（　　）

人畜共患病
自测题
（答案见上页）

病毒性肝炎

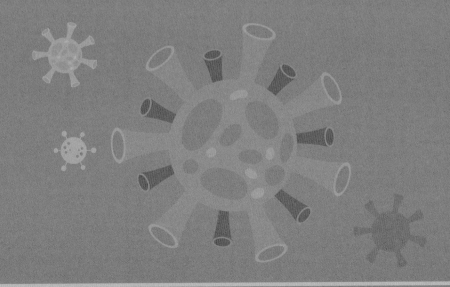

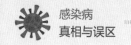
1988 年让上海人色变的"肝炎"
究竟是何方神圣

　　小张是一名美食爱好者，特别喜欢食用生鲜。某次她在家食用了朋友给她带来的新鲜毛蚶，简简单单用热水浸泡清洗后，便大快朵颐起来。没想到几天后她就开始出现发热、恶心、呕吐、腹泻等不适症状。刚开始她并没有太在意，以为是吃坏了东西，但过了几天症状越来越严重，到医院检查发现肝功能异常，同时甲肝抗体阳性。医生诊断她感染了甲型肝炎病毒。所幸经过几周的规范治疗，小张终于恢复了健康。

 小课堂 ●●●●●●●●●●●●●●●●●●●●●●

1. 什么是甲型病毒性肝炎

　　甲型病毒性肝炎（简称"甲肝"）是甲型肝炎病毒（hepatitis A virus，HAV）感染所引发的急性肝炎。主要传播途径为粪 - 口传播，饮用或摄入被甲型肝炎病毒污染的水和食物等均会导致感染甲型肝炎病毒。甲肝一年四季均可发病，但秋冬及早春季节发病率高。

2. 甲肝常见症状和治疗方法是什么

　　人感染甲型肝炎病毒后，通常在 2～6 周内出现症状，如发热、恶心、呕吐、腹泻等症状。接下来可能有黄疸、肝区不适等。一般情况下，症状在 2～4 周内会自愈，无须特殊治疗。病程一般呈自限性，无慢性化，大部分患者预后良好。

3. 如何预防甲肝

①控制传染源：甲肝患者应按消化道传染病隔离至病后 3 周，患者的粪便等排泄物予以严格消毒。②切断传播途径：注意饮食卫生，食品要经过充分煮沸或高温处理，避免饮用未经过净化处理的水。搞好环境卫生，养成良好卫生习惯，加强水源保护，做好饮水、餐具、食品等消毒措施。③保护易感人群：易感人群和高危人群应接种甲型肝炎疫苗。接种甲型肝炎疫苗是目前预防甲肝最经济、最有效的方式。

 知识扩展

感染了甲肝该怎么办

甲肝一般急性起病，为自限性，大多可完全恢复，预后良好，不会发展成慢性肝炎和慢性病毒携带者。但静脉药瘾者、同性恋者、HIV 感染者及慢性肝炎患者较易发生发展为重症肝炎。如果近期曾食用未煮熟海产品、饮用生水或接触甲肝患者后出现发热、乏力、厌食、恶心、呕吐、腹痛等症状（部分患者会出现黄疸），务必到正规医院及时就诊治疗。同时，甲肝患者急性期应居家隔离，其间注意个人卫生，严格实行分餐制，周围易感人群应进行相关检查并及时接种甲肝疫苗。

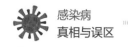

 误区解读

甲肝感染需要积极抗病毒治疗，否则会进一步加重

甲肝一般为急性自限性疾病，预后良好。一旦过度治疗，譬如使用抗病毒药物和免疫调节剂等药物，虽然可以缓解病情，但是可能会出现药物副作用，甚至加重肝脏的负担和损害，使治疗难以收到预期效果。所以甲肝感染期间只要注意饮食清淡易于消化，适当补充维生素，辅以药物对症及恢复肝功能治疗，一般不采用抗病毒治疗。

小故事　甲肝疫情下的上海

上海在1988年初暴发了大规模的甲肝传播，疫情整整持续了2个多月，甲肝感染者超过30万人。流行病学调查分析，本次流行暴发因食用受到甲型肝炎病毒严重污染的毛蚶引起，上海市民普遍缺乏对甲肝的免疫力，又有生食毛蚶的习惯。

此次疫情的暴发引起了社会的广泛关注，政府采取了一系列措施来控制病情的扩散，比如开展甲型肝炎疫苗接种、禁止饮用未煮沸的水等。由于政府和社会公众的积极响应，加上医疗卫生工作者的努力，此次疫情在数月后得到了有效的控制。此次事件促进了中国公共卫生和环保事业的快速发展，加强了水资源的保护和监管，增强了对于突发公共卫生事件的应对措施，提高了公众的健康和环保意识。

"大三阳""小三阳"，
到底是什么"羊"

　　小明是一名公司职员，一天，发现办公室的同事都在议论，说同事小亮的父亲肝癌去世了，小亮一家去医院检查发现有"大三阳""小三阳"，听说还会传染。平时大家关系不错，经常一起吃饭、出差一起住宿，几位同事商量一起到医院查查，看看这"大三阳""小三阳"，到底是什么"羊"。医生说这应该指的是乙肝"大、小三阳"，给他们安排了"乙肝两对半"检查，根据检查结果，分别给了他们是否需要接种乙肝疫苗或进一步检查的建议。

 小课堂

1. 什么是"乙肝"

乙型病毒性肝炎（简称"乙肝"）是乙型肝炎病毒（hepatitis B virus，HBV）感染所致的病毒性肝炎，根据病情发展速度可分为急性、慢性乙型病毒性肝炎。乙肝患者和HBV携带者是主要的传染源。

　　乙肝"大三阳""小三阳"是对乙型肝炎病毒不同感染状态的俗称。常用的乙型肝炎病毒特异性血清学标志物，俗称"乙肝两对半"，包括乙型肝炎表面抗原、乙型肝炎表面抗体、e抗原、e抗体、核心抗体，共5项。其中乙型肝炎表面抗原、e抗原、核心抗体同时呈阳性（或+）者称为"大三阳"；乙型肝炎表面抗原、e抗体、核心抗体同时呈阳性（或＋）者称为"小三阳"。大三阳的患者 e 抗原阳性，一般提示乙型肝炎病毒复制活跃，传染性较强；小三阳的患者 e 抗原阴性、e 抗体阳性，提示乙型肝炎病毒复制受到了一定的抑制，但同样可能存在传染性，因为传染性是基于外周血乙型肝炎病毒核酸（HBV-DNA）的载量的，而且不要以为"小三阳"就比"大三阳"好，"小三阳"往往是病程更长、肝脏炎症更厉害的阶段。

2. 乙肝的传播途径和诊断方法

乙肝主要通过母婴、血和血液制品、破损的皮肤黏膜及性接触传播。例如，输入被病毒污染的血液及血液制品，使用未经严格消毒的注射器和针头（如注射毒品等）、侵入性医疗或美容器具（如文身、穿耳孔、文眉等），共用剃须刀和牙刷；与感染者进行无保护性行为；携带病毒的产妇也可将病毒传染给新生儿。

想知道自己是否感染乙型肝炎病毒，可以到医院抽血查乙型肝炎抗原抗体标志物，即"乙肝两对半"。如果"乙肝两对半"结果显示乙型肝炎表面抗原是阳性的，就说明已经感染了乙型肝炎病毒。

乙肝科普

📚 **知识扩展** ////

1. 乙肝是可防可治的

慢性乙型肝炎（以下简称"慢乙肝"）尽管是比较棘手的传染病，但仍是可防可治的。接种乙型肝炎疫苗是目前预防乙型肝炎病毒感染最有效的方法。

目前，治疗乙肝的有效药物主要有核苷类抗病毒药物（如恩替卡韦、替诺福韦、丙酚替诺福韦、艾米替诺福韦等）和干扰素两种类型。治疗的目标是最大限度地长期抑制或消除乙型肝炎病毒，减轻肝细胞坏死及纤维化，延缓和阻止疾病进展，降低肝硬化和肝癌的发生风险。

2. 发现乙肝后，如何保护自己和家人

（1）保护自己：坚持治疗，定期随访。选择正规的医院和科室就诊，不要盲目偏信所谓的"民间秘方"。将个人的社会、经济、年龄、婚育等多方面因素及时与医生沟通，建立相互理解和相互信任的医患关系，选择适合自己的抗病毒药物。一旦开始治疗，要重视随访复查，让医生了解你的治疗效果，并对不良反应作出处理方案。

（2）保护家人：乙肝是传染性疾病，发现了乙肝首先应让家人知道，并说服他们去医院检查"乙肝两对半"。乙型肝炎表面抗原和抗体都是阴性的，要动员他们注射乙型肝炎疫苗。乙肝的传播途径主要包括密切接触，血液、体液传播（如输血、吸毒、文身）、母婴传播等，因此，乙肝患者要注意阻断以上传播途径，从而保护好家人及周围的人。

 误区解读

1. 跟乙肝患者一起吃饭就会传染乙肝

这个说法是错误的。乙型肝炎病毒不经呼吸道和消化道传播。因此，日常工作、学习和生活接触，如握手、拥抱、在同一办公室工作、共用办公用品、住同一宿舍、在同一餐厅用餐和共用厕所等无血液暴露的接触不会感染乙型肝炎病毒。目前未发现乙型肝炎病

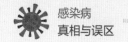
毒经吸血昆虫（蚊和臭虫等）传播。

2. 乙肝是治不好的，索性也就不治了

这个说法也是错误的。慢乙肝患者在接受规范合理的抗病毒治疗后，能够阻止大多数感染者向肝硬化或肝癌的方向发展。而且患者经过积极治疗后，大多数患者预后良好，甚至可以实现 HBV-DNA 和乙型肝炎表面抗原清除，进而达到临床治愈。

乙肝孕妈妈如何保护自己的孩子

小红是一名乙肝携带者，初次怀孕时，孕检提示肝功能正常，病毒 DNA 载量达到 10^7 国际单位/毫升，妊娠 28 周时医生建议服用抗病毒药物母婴阻断，小红认为药物会对胎儿产生不良影响，未遵医嘱服药。孩子出生后虽然及时完成了乙型肝炎免疫球蛋白和乙型肝炎疫苗的接种，但还是不幸感染了乙肝。两年后再次怀孕时，小红听从医生的建议及时开始抗病毒治疗，二宝出生后检查，结果显示阻断成功。自此，小红对大女儿充满了愧疚，如果当时遵医嘱按时吃药，大宝就不会感染上乙肝了。

 小课堂

1. 什么是乙肝的母婴传播

乙型肝炎病毒母婴传播是我国慢乙肝的主要原因，预防乙型肝炎病毒母婴传播是控制慢乙肝的关键。

乙型肝炎病毒的母婴传播，指母体病毒进入孩子体内，且在孩子体内复制，造成慢性乙型肝炎病毒感染。母婴传播的主要危险因素：孕妇高病毒水平，即 HBV-DNA 水平 > $2×10^5$ 国际单位 / 毫升或乙型肝炎 e 抗原（HBeAg）阳性。母婴传播通常发生在分娩过程和产后，宫内感染罕见。产程中（包括剖宫产术中），胎儿或新生儿暴露于母体的血液和其他体液中，病毒可进入新生儿体内；新生儿出生后与母亲密切接触，也可发生传播。

2. 乙肝孕妈妈如何在孕前和孕期阻断宝宝感染乙型肝炎病毒

（1）孕前：做好筛查。诊断乙型肝炎病毒感染的主要依据是乙型肝炎表面抗原（HBsAg）阳性或乙肝核酸阳性。怀孕之前或者刚发现怀孕，均须在产前检测 HBsAg 和其他乙肝血清学指标。有生育需求的慢乙肝妇女，有抗病毒治疗适应证时，首选不易产生耐药、妊娠安全的替诺福韦酯，待肝功能正常后再妊娠，同时继续服药。

（2）孕期：及时阻断，规范随访。乙肝妈妈怀孕后，须定期复查肝功能、HBV-DNA 载量，尤其在妊娠早期和妊娠晚期。肝功能正常者，无肝炎症状时，每 2~3 个月复查 1 次，一旦出现肝功能异常，及时到肝病专科就诊。HBV-DNA > $2×10^5$ 国际单位 / 毫升或者 HBeAg 阳性的孕妇，在妊娠 28~32 周开始服用抗病毒药物，分娩当日停药，首选药物还是替诺福韦酯。孕妇 HBeAg 阴性或 HBV-DNA ≤ $2×10^5$ 国际单位 / 毫升，可以不用服用抗病毒药物预防母婴传播。

 知识扩展 /////

1. 乙肝孕妈妈的孩子出生后如何防护

乙肝表面抗原阳性的孕妈妈，其新生儿出生后 12 小时内（越

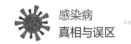

快越好）肌内注射 1 针乙型肝炎免疫球蛋白（hepatitis B immunoglobulin，HBIG）并同时肌内注射第 1 针乙型肝炎疫苗（越快越好），1 月龄和 6 月龄时分别接种第 2 针和第 3 针疫苗。7～12 月龄时检测乙肝血清学指标。若乙肝表面抗原和表面抗体都阴性，尽快再次按"0、1、6 月龄"方案接种 3 针乙肝疫苗。

2. 乙肝孕妈妈可以正常哺乳吗

虽然 HBsAg 阳性孕妇的乳汁中存在病毒，但母乳喂养不增加额外的乙肝母婴传播风险，这与新生儿出生后立即启动免疫预防有关。新生儿出生后 12 小时内已完成免疫预防，具有免疫力，乳头皲裂或损伤出血、婴儿口腔溃疡或舌系带剪开造成口腔损伤等，均可哺乳。无须检测乳汁中 HBV-DNA 水平。孕妇妊娠期预防性抗病毒治疗，产后立即停药者，鼓励母乳喂养。产后需要持续服药者，母乳喂养对婴儿是否产生不良影响的研究资料有限，可考虑母乳喂养，同时须密切观察药物对婴儿是否存在不良影响。

3. 家庭其他成员乙型肝炎表面抗体阳性，孩子出生后如何防护

孕妇乙型肝炎表面抗体阳性，无须特殊处理。

孕妇表面抗体阴性，在新生儿接种第 2 针疫苗前，乙型肝炎表面抗原阳性或 e 抗原阳性者避免与新生儿密切接触；如果必须密切接触，新生儿最好注射 HBIG；不密切接触时，新生儿不必注射 HBIG。

 误区解读

乙肝是遗传病，母亲有乙肝，就会遗传给孩子

这个认识是错误的。乙肝是一个传染病，并非遗传病，如果患

有乙肝的母亲的孩子也患有乙肝，那主要是在分娩过程中或者出生后的日常亲密接触中，孩子可能不幸从母亲那里感染了乙型肝炎病毒所致。既然是传染病，那么只要做好规范、合理、有效的母婴阻断，孩子出生后及时注射乙型肝炎免疫球蛋白和完成乙型肝炎疫苗的全程接种，孩子就不会从乙肝妈妈那里"遗传"乙肝。

揪出老虎背后的狐狸
——丙型肝炎病毒

老魏 60 岁了，身体很好，烟酒不沾，以前从不参加体检。今年退休后参加了一次体检，手上的报告让他不知所措：上面写着"肝硬化"！他去感染病科就诊，查出来的结果是"丙型肝炎肝硬化"。老魏不吸毒、没有输血史、没开过刀、没有冶游史，家里人也没有丙型肝炎，但他喜欢去扦脚（即修足），医生告诉他：也许是不卫生的扦脚使他感染上了丙型肝炎病毒，病毒隐匿地破坏肝脏，一点儿症状都没有，却进展成了肝硬化。

 小课堂

1. 什么是丙型病毒性肝炎

乙型肝炎大家都知道，是由乙型肝炎病毒所致的肝炎。类似地，丙型病毒性肝炎（简称"丙型肝炎"）是由丙型肝炎病毒所致的肝炎，也是主要经血液传播引起的传染病。但不同的是，感染了丙型肝炎病毒后，临床症状很轻，甚至没什么不舒服，不到 45%

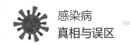

的人能自发清除病毒，如果超过 6 个月病毒不能清除，那就会成为慢性感染，55% ~ 85% 的急性感染者会转变为慢性感染，病毒隐匿地破坏肝脏，通常没有什么症状或者症状较轻，经过 20 ~ 30 年，肝炎逐渐进展为肝硬化，甚至还可能发生肝癌。

据 WHO 统计，2019 年全球慢性丙型肝炎患者约 5 800 万人，死于肝硬化或肝癌的有 29 万人。据一些学者估计，在 2020 年中国有 950 万左右的丙型肝炎病毒感染者，不可轻视。

2. 丙型肝炎病毒通过哪些途径传播

丙型肝炎病毒的传染源主要是急性、慢性丙型肝炎患者和无症状的病毒携带者。

病毒主要通过血液和某些体液传播，具体传播方式有：①不安全的输血和输血制品；②经破损的皮肤黏膜传播，如共用注射器和针头、未经严格消毒的穿刺性操作和牙科操作，共用剃须刀、牙刷、修足、文身、穿耳环孔等也是潜在的传播方式；③母婴传播，在分娩时母亲的病毒核酸阳性，有 4% ~ 7% 的风险将病毒传染给婴儿，剖宫产和顺产的传染风险相似；④性接触传播。

拥抱、打喷嚏、咳嗽、共用餐具和水杯、无皮肤破损及其他血液暴露的接触，一般不会传播病毒。

3. 丙型肝炎现在可以治愈吗

在之前，使用干扰素治疗丙型肝炎，每天或者每周都要打皮下针，疗程 6 ~ 12 个月，有很多副作用，疗效也不是很好。现在已经有口服的直接抗病毒药物了，如索磷布韦维帕他韦、格卡瑞韦哌仑他韦等，疗效好，安全性较高。

如今，丙型肝炎已经成为可以治愈的病毒性肝炎，不需要惧怕它。

知识扩展

1. 如何预防丙型肝炎病毒的感染

从丙型肝炎病毒的"传播途径"我们可知，避免血液和某些血制品接触是最重要的预防措施。从医疗机构的角度来说，需要全覆盖地对住院患者筛查丙型肝炎，早发现、早干预；落实好血液和血制品管理，手术和有创操作的卫生消毒管理以及血液透析卫生管理；病毒核酸阳性的产妇在分娩时应注意避免延迟破膜、缩短分娩时间、保证胎盘完整性、避免羊膜腔穿刺等。

从文身、理发、剃须、扦脚等有皮肤破损风险的行业角度来说，需要做好工具的规范消毒，不共用文身针、剃须刀等。

对个人而言，避免共用剃须刀、牙刷等可损伤皮肤黏膜的用品，避免去卫生条件不达标的理发店、扦脚店、文身店等，男男性行为人群和有多个性伴侣的人群需要定期检测丙型肝炎病毒抗体，丙型肝炎病毒感染者应当使用安全套，避免共用注射器和针头，此外，还有一点非常重要，那就是定期体检，定期检测肝功能、腹部超声，若有异常及时就诊。

2. 哪些消毒剂可以灭活丙型肝炎病毒

丙型肝炎病毒对一般化学消毒剂敏感，甲醛熏蒸等均可灭活病毒；100摄氏度湿热（如煮沸）5分钟、60摄氏度湿热10小时、高压蒸汽等物理方法也可灭活病毒。

3. 发生丙型肝炎病毒意外暴露后，该怎么做

应立即清洗消毒伤口，检测丙型肝炎病毒的抗体和核酸。如果抗体和核酸都是阴性的，1周、2周后再次检测病毒核酸，如果持

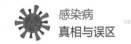
续阴性，基本上可以排除被感染；如果 1 周或 2 周后检测的核酸是阳性的，也先不着急治疗，观察 12 周看病毒是否会自发清除，如果 12 周后查的病毒核酸还是阳性的，就需要口服抗病毒药物了。

误区解读

丙型肝炎病毒感染，没有症状就不要紧

很多人以为，丙型肝炎像乙型肝炎一样，感染后如果没有症状，就是病毒健康携带者，不需要治疗。正是因为丙型肝炎具有隐匿性，很多患者感染丙型肝炎病毒后在很长时间内都可能没有症状，但丙型肝炎病毒对肝细胞的破坏却一直持续着，直至出现肝硬化或肝癌后才出现症状。因此，丙型肝炎被称为"沉默的杀手"。丙肝不存在健康的病毒携带者，只有早发现、早治疗，才能减轻病毒对肝细胞的破坏。

小故事 2020 年诺贝尔生理学或医学奖——丙型肝炎病毒的发现

2020 年诺贝尔生理学或医学奖颁给了哈维·阿尔特、麦可尔·霍顿以及查尔斯·赖斯三位科学家，以奖励他们在丙型肝炎研究领域做出的杰出贡献。

哈维·阿尔特发现了一种新型的慢性病毒性肝炎，称之为"非甲、非乙肝炎"。麦可尔·霍顿从患上这种"非甲、非乙肝炎"的黑猩猩血液中分离出一种新的病毒，属于黄病毒家族，命名为"丙

型肝炎病毒"。最后，查尔斯·赖斯证实了丙型肝炎病毒与慢性肝炎之间的关联性，证明了丙型肝炎病毒可以导致丙型肝炎。

小心戊肝误"肝"

小明是一位美食及旅行爱好者。某次他在去某个地区旅游时，在一个街边小摊品尝了当地特色美食。不久后便开始感到乏力及疲倦、恶心、呕吐，并发现自己出现食欲减退及尿黄等情况。于是他便去看了医生，到医院检查发现肝功能异常，同时戊肝 IgM 抗体阳性，被诊断感染了急性戊型肝炎病毒。医生告诉他，戊肝是一种由戊型肝炎病毒引起的肝炎，这种病毒通过不洁的食物摄入，小明这才意识到他的那顿"美食"可能是他得病的原因。

 小课堂

1. **什么是戊肝**

戊型病毒性肝炎（简称"戊肝"）是一种因感染戊型肝炎病毒（hepatitis E virus，HEV）而导致的急性传染病，以肝脏损害为主，以疲乏、食欲减退、厌油、肝功能异常等为主要临床表现，主要经粪 - 口途径传播，可反复感染和慢性化。

2. **戊肝的常见症状有哪些**

戊型肝炎病毒感染的潜伏期一般为 2 ~ 8 周，平均 6 周。戊型肝炎病毒感染后的症状复杂多样，感染者的个人体质不同，实际病情进展也不同。感染后可能会出现发热、疲乏、食欲减退、恶心、呕吐、尿黄，以及巩膜、皮肤黏膜发黄等急性黄疸型肝炎表现。肝功能检查见血清转氨酶显著增高，可伴总胆红素增高，严重者常合并凝血功能障碍。绝大部分患者可在 4~6 周内康复，但对于孕妇、老年人、免疫功能低下者，以及慢性肝病特别是肝硬化患者等特殊群体，一旦感染，其重症率显著增高，并且可转变为慢性戊型肝炎，其中孕妇感染戊肝极易造成暴发性肝炎和流产，甚至母婴死亡。

3. 如何预防戊肝

在日常生活中，预防戊型肝炎病毒感染，除了要注意饮食和用水卫生，避免消化道传播外，接种疫苗也是预防疾病的有效方法。老年人、乙肝患者、备孕期妇女等特殊人群可以提前接种戊肝疫苗，避免病毒的侵害。

戊肝科普小知识　　　戊肝的预防

 知识扩展

1. 戊肝疫苗适合哪些人接种，以及如何接种

戊肝疫苗适合 16 岁及以上的易感人群，特别是感染戊肝后可能病情加重的慢性肝病患者、育龄期妇女、老年人等，可按"0-1-6个月"程序接种 3 剂戊型肝炎疫苗，即当天接种第 1 剂，1 个月后接种第 2 剂，6 个月后接种第 3 剂。

2. 戊肝的传播途径是什么

日常生活中，戊型肝炎病毒的传播途径十分广泛。它主要通过消化道传播，比如说饮用被戊型肝炎病毒污染的水源，食用被戊型

肝炎病毒污染的食物，生食或食用未完全煮熟动物的内脏或肉制品，刀具、案板等厨具生熟不分导致戊型肝炎病毒污染蔬菜和水果等，都可能造成戊型肝炎病毒的感染。此外，血液传播、母婴传播也可能是戊型肝炎病毒的传播途径。

 误区解读

1. **戊型肝炎病毒只通过粪 - 口途径传播**

一些人认为戊型肝炎病毒只通过粪 - 口途径传播，而忽略了血液传播、母婴传播和密切接触等途径。实际上，戊型肝炎病毒也可通过这些途径传播，并不是仅仅通过消化道传播。

2. **没必要接种戊肝疫苗**

很多人觉得戊肝比较少见，大部分患者可以痊愈，所以会忽略其疫苗的重要性。但有时候戊肝病情发展迅速，特别是慢性肝病患者、育龄期妇女、老年人等，感染戊型肝炎病毒后可能病情急剧加重，甚至威胁生命，所以对于高危人群接种戊肝疫苗很有必要。

答案：1. C；2. D；3. ×

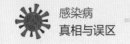

健康知识小擂台

单选题：

1. 下列哪种传播途径**不**属于乙肝的传播途径（　　）

　　A. 母婴传播　　　　　　B. 血液传播

　　C. 呼吸道传播　　　　　D. 性行为传播

2. 发生丙型肝炎病毒意外暴露后，该怎么做（　　）

　　A. 无须特殊处理，完全可以自愈

　　B. 目前无药可治，自暴自弃

　　C. 马上服用抗病毒药物

　　D. 等待 1 周、2 周后复查病毒核酸，若阴性则考虑未
　　　被感染

判断题：

3. 在中国，丙型肝炎发病率不高，无须担心。（　　）

病毒性肝炎
自测题
（答案见上页）

艾滋病

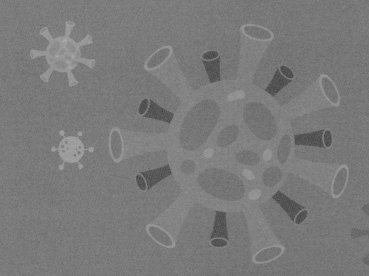

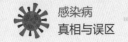
别让"爱"恋上"艾"

　　李先生和张小姐是一对情侣，婚前体检时张小姐竟被告知其人类免疫缺陷病毒（HIV）检测为阳性。张小姐刚刚大学毕业，一直洁身自好，没有任何高危性行为，这样的结果无疑让她陷入绝望。她想到半年前曾在一家私人诊所拔牙，可能在拔牙过程中，诊所的医疗设备没有彻底消毒，携带了病毒而导致感染。日常生活中如何做好防护措施，降低感染风险，像普通人一样生儿育女，是他们最大的心愿，但他们对未来一无所知。

 小课堂

1. 艾滋病的危害性

　　艾滋病，即获得性免疫缺陷综合征（acquired immune deficiency syndrome，AIDS），是由人类免疫缺陷病毒（human immunodeficiency virus，HIV）引起的一种以严重免疫缺陷为特征的性传播疾病。艾滋病的可怕之处在于病毒会逐步破坏机体免疫系统中的免疫细胞（CD4$^+$T 淋巴细胞），引起人体免疫力受损，若未及时进行有效的抗病毒治疗，可能出现多种严重的机会性感染或恶性肿瘤，甚至因多器官功能衰竭而危及生命。

　　目前仍没有治愈艾滋病的药物和方法，也无预防 HIV 感染的疫苗。但我们可以通过掌握预防知识，做好自身防护来预防艾滋病。一旦感染 HIV，应立即开始规范抗病毒治疗，可有效抑制病毒复制，延长生命，减少传播。总之，艾滋病的防治关键在于预防。

2. 艾滋病的传播途径

（1）性传播：不安全的同性、异性性行为是最主要的传播途径。

（2）血液传播：输注被 HIV 污染的血液制品，不安全规范的介入性医疗操作，使用了被病毒污染而又未经严格消毒的注射器、拔牙工具、针灸针、文眉/文身针及剃须刀等。

（3）母婴传播：携带 HIV 的女性可通过妊娠、分娩或母乳喂养使孩子受到感染。

除此之外，咳嗽、打喷嚏、谈话、蚊虫叮咬、握手、拥抱、共餐、同住、同用一个浴池和坐便器等均不会传播艾滋病。

3. 艾滋病预防措施

（1）安全性行为：正确使用质量合格的避孕套可大大降低感染艾滋病的风险。

（2）注意输血安全：避免不必要的输血，如果必须输血，应使用经过 HIV 抗体检测合格的血液制品，并使用一次性注射器或经过严格消毒的器具。

（3）不与他人共用注射器：共用注射器吸毒是传播艾滋病的重要途径，不以任何方式吸毒，要远离毒品，珍爱生命。

（4）不去消毒不严格的医疗机构打针、拔牙、针灸、美容或手术。

（5）不和他人共用牙刷、剃须（刮脸）刀等。

（6）患有性病后应及时、积极进行治疗，否则已存病灶会增加 HIV 感染的危险。

（7）暴露后预防：指尚未感染 HIV 的人群，在暴露于高感染风险后，尽可能在最短的时间内（2 小时）进行预防性用药（抗 HIV 药物），最好在 24 小时内，最迟不超过 72 小时，连续服用 28 天，可降低 HIV 感染的风险。

（8）暴露前预防：对于感染 HIV 风险较高的人群，可考虑使用抗病毒药物来预防 HIV 感染，但这需要在专业医师的指导下进行。

（9）抗病毒治疗：一方面，对于艾滋病患者，尽早实施抗病毒治疗，可降低病毒载量，重建机体的免疫功能，让患者健康生活；另一方面，抗病毒治疗后，患者将 HIV 传播给他人的风险也大大降低，这也就是"治疗即预防"的控制 HIV 流行的策略之一。

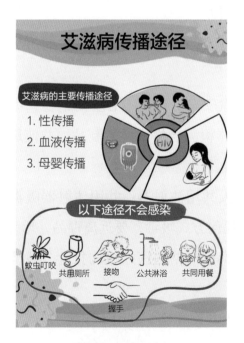

艾滋病的传播途径

艾滋病的科普
小知识

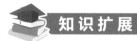

知识扩展

怀疑感染了 HIV，如何检测

艾滋病可防可控，自愿咨询检测是及早发现 HIV 感染者的重要措施。我国各级疾病预防控制中心及县级以上传染病医院可开展 HIV 检测，也可购买自检试剂检测，建议自检后再去正规医院进行检验确认。在高危性行为后 4 周检测抗体，如果检测结果为阴性，可以等到 8 ~ 12 周再检测，一般情况下，如果距上一次高危性行为 12 周之内没有再发生高危性行为，也没有检测到 HIV 抗体，可以基本排除 HIV 感染。

误区解读

1. 得了艾滋病，就不能怀孕生子了

这是不正确的。HIV 感染者也可以生育后代，而且也可以生出健康的宝宝。感染 HIV 的女性在备孕前就要请专科医生制订正规的母婴阻断方案，定时定量服用抗病毒药物、正规的产科干预、新生儿预防用药、避免母乳喂养等预防措施，可大大降低胎儿、婴儿被感染的可能性。

2. 艾滋病是无法治愈的，一旦感染 HIV，就只能等死

这是一种错误的观念。感染 HIV 后，患者并非只能等死，尽管艾滋病至今仍是一种无法治愈的疾病，但患者通过积极、正规的抗病毒治疗，也可以过正常人的生活，预期寿命可以与常人无异。我国为艾滋病患者提供免费的抗病毒治疗，患者也可选择医保或自

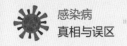
费药物治疗。

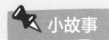 艾滋病的发现和防治历程

感染人类的 HIV 大致分为 HIV-1 和 HIV-2 两型。HIV-1 比较普遍，目前大部分的感染者都是 HIV-1 型，HIV-2 型则主要集中在西非区域。艾滋病起源于非洲，20 世纪开始在非洲土著人身上出现，之后由移民带入美国，进而蔓延至全世界。直到 1982 年，美国疾病控制与预防中心正式将这类疾病命名为获得性免疫缺陷综合征，即我们熟知的 "AIDS"，中国人根据音译，把它翻译成了 "艾滋"。一年后，科学家找到了引起艾滋病的元凶——人类免疫缺陷病毒，即 "HIV"。1985 年，我国确诊了第一例艾滋病患者，为来华旅游的美籍阿根廷人。近 30 多年来，艾滋病在全球流行，已成为重大的公共卫生问题。虽然至今尚无有效的预防性疫苗和根治艾滋病的方法，但新的药物和药物配伍不断涌现，通过规范的抗病毒治疗，患者体内病毒载量能够降到极低的水平，从而使艾滋病的传播能力大大降低。

鸡尾酒，为"艾"消愁

小张 27 岁，有多个性伴侣，不使用安全措施。最近，他发现自己体重下降、乏力、反复发热，还伴有淋巴结肿大。经检查 HIV 抗体阳性，被诊断为艾滋病，医生告知他如果不及时治疗可能导致免疫系统严重受损，容易感染其他疾病，并且为小张制订了治疗方案，包括抗逆转录病毒治疗（antiretroviral therapy，ART），并加强性教育，建议他改变不良性生活习惯，使用安全措施。治疗期间须定期复查病毒载量和免疫系统状况。经治疗，小张的病毒载量降低，免疫系统逐渐恢复，生活质量得到提高。

 小课堂

1. 什么是艾滋病

艾滋病是一种由人类免疫缺陷病毒（human immunodeficiency virus，HIV）引起的疾病，它会破坏人体免疫系统，导致身体无法抵御感染。HIV通过血液、精液、阴道分泌物、乳汁等体液传播，主要途径包括性传播、血液传播、母婴传播等。艾滋病目前尚无根治方法，但通过药物治疗可以控制病情，延缓疾病进展，提高生活质量。

2. 艾滋病的常见症状和诊断方法

艾滋病的临床表现因人而异，但通常可分为3个阶段：①急性期。通常发生在感染HIV的6个月内，症状类似于流感，包括发热、头痛、咽喉痛、肌肉疼痛、乏力、淋巴结肿大等，大多数临床症状轻微，持续1~3周自行缓解。②无症状期。持续时间一般为4~8年，患者没有任何症状，但病毒仍在体内复制，逐渐损害免疫系统。③艾滋病期。免疫系统受到严重损害，患者容易感染各种疾病，如肺炎、结核病、念珠菌病、肺孢子菌肺炎等。常见症状包括长期发热、体重下降、慢性腹泻、皮肤病、口腔病变、淋巴结肿大等。

艾滋病患者的诊断须结合流行病学史、临床表现和实验室检查等进行综合分析。HIV抗体等病原学检测是确诊HIV感染的依据。

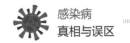

3. 艾滋病的鸡尾酒疗法

艾滋病的高效抗逆转录病毒治疗（highly active anti-retroviral therapy，HAART），又称为鸡尾酒疗法，是一种针对 HIV 的综合性药物治疗方法。它的原理是通过联合使用多种抗病毒药物，从不同环节抑制病毒复制，从而减缓病毒对免疫系统的破坏，延长患者生命。目前国际上共有 6 大类 30 多种药物，分别为核苷类反转录酶抑制剂、非核苷类反转录酶抑制剂、蛋白酶抑制剂、整合酶抑制剂、融合抑制剂及趋化因子受体 5（CCR5）抑制剂等。核苷类反转录酶抑制剂包括齐多夫定、拉米夫定、阿巴卡韦、替诺福韦等，非核苷类反转录酶抑制剂包括依非韦伦、奈韦拉平、利匹韦林等，蛋白酶抑制剂包括洛匹那韦 / 利托那韦、达芦那韦 / 考比司他等，整合酶抑制剂包括多替拉韦、拉替拉韦等，融合抑制剂有艾博韦泰等，CCR5 拮抗剂有马拉维罗等。在实际治疗中，医生会根据患者的具体情况进行联合治疗。这种联合用药策略可以降低病毒耐药性的产生，提高治疗效果。

艾滋病鸡尾酒疗法自 1996 年开始应用以来，已经取得了显著的治疗效果，许多患者在接受治疗后，病毒载量显著降低，免疫功能得到恢复，生活质量得到提高。然而，需要注意的是，鸡尾酒疗法并不能根治艾滋病，患者在接受艾滋病治疗期间需要注意遵守医生的用药指导，按时服药，不要随意更改药物剂量或停药，同时，需要注意饮食营养，保持良好的生活习惯，避免过度劳累和精神压力。在接受艾滋病治疗期间需要进行 CD4$^+$ T 淋巴细胞计数和病毒载量监测，以评估治疗效果和疾病进展情况。此外，抗病毒药物可能会产生一定的副作用，如肝肾功能损害、脂代谢紊乱等，因此患者在接受治疗期间需要定期进行检查，以确保治疗安全有效。

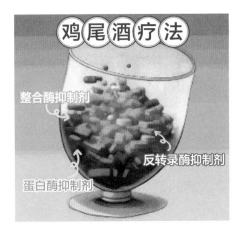

艾滋病的抗病毒治疗——鸡尾酒疗法

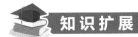

艾滋病的预防

艾滋病的预防我们应该做到以下几点：①避免不安全性行为。使用安全套，固定性伴侣等，必要时可进行暴露前预防和暴露后预防。②母婴阻断。女性在怀孕前进行 HIV 检测，若为阳性应进行母婴阻断。③避免血液接触。避免共用注射器、刀片等用具，如需接触血液应采取相应保护措施。

1. **得了艾滋病后，没有症状就不用治疗**

这是不正确的。所谓"亡羊而补牢，未为迟也"。HIV 在没有

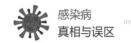
症状的感染者体内依然会不断复制且持续性地对机体免疫力造成损害，所以就算没有症状，也建议在免疫力尚可时尽早接受治疗，治疗越及时，机体免疫力损害越小，恢复起来相对就更快。

2. **艾滋病可以通过空气、水、食物等途径传播**

这是不正确的。HIV 只能通过血液、精液、阴道分泌物、乳汁等体液传播，与艾滋病患者日常接触如握手、同桌进食等不会传染。

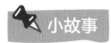 **小故事** 艾滋病的前世今生

HIV 最初在 20 世纪 80 年代被发现，当时，美国洛杉矶和纽约的医生们发现了一些年轻男性出现了一些罕见的疾病，如肺炎、淋巴瘤等，这些疾病通常只在免疫系统受损的人身上出现，但这些患者并没有明显的免疫系统问题。经过进一步的研究，科学家们发现这些患者都感染了一种新的病毒，即 HIV。自从 HIV 被发现以来，全球已经有数千万人感染了这种病毒，其中大部分人生活在发展中国家。根据联合国艾滋病规划署（Joint United Nations Programme on HIV / AIDS，UNAIDS）的数据，截至 2021 年底，全球现存活艾滋病患者 3 840 万人，当年新发 HIV 感染者 150 万人，有 2 880 万人正在接受抗病毒治疗，65 万人死于艾滋病相关疾病。尽管全球艾滋病的流行状况仍然严峻，但是在过去的几十年中，全球范围内已经取得了一些进展，包括提高人们对艾滋病的认识和预防措施、开发出更有效的治疗方法等。

答案：1. C；2. A；3. ×

健康知识小擂台

单选题：

1. 以下最容易导致人感染艾滋病的行为是（　　）

　　A. 固定性伴侣　　　　　　B. 使用安全套

　　C. 男男无保护性行为　　　D. 不共用注射针头

2. 若 HIV 抗体筛查结果阳性，则可以判定为（　　）

　　A. 高度怀疑感染了 HIV，需要确认实验才能判断

　　B. 没有感染 HIV

　　C. 感染了 HIV

　　D. 不能确定

判断题：

3. 艾滋病无药可治。（　　）

艾滋病自测题

（答案见上页）

皮肤与
性传播疾病

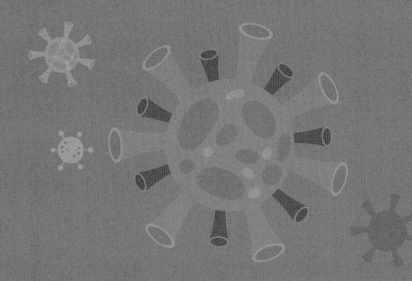

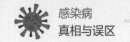
难以根治的顽疾

　　李女士最近发现自己的左脚趾甲发红，周围皮肤出现似"鱼鳞"的斑点，觉得很痒。起初她以为是因为鞋子穿得太紧，不够透气，结果反复处理无效。于是她前往医院就诊，医生对其进行了外观检查，采集皮肤碎屑进行真菌培养，证实她的症状是由真菌感染引起的足癣，可能是由于潮湿的热天气和有机物的累积导致了细菌的生长。医生为她开了药水和药膏，指导她如何使用。经医生治疗后，李女士的症状逐渐消退。

 小课堂 ● ● ● ● ● ● ● ● ● ● ●

1. 什么是癣

　　癣是一种常见的真菌皮肤感染疾病，通常由皮肤上常住的真菌引起。这些真菌会在人体表面形成寄生菌群，称为人体正常菌群。当正常菌群失去平衡，其中一些菌种数量增加时，就会引发癣的发病。手癣和足癣是常见的癣症状之一，是由皮肤癣菌引起的浅表真菌感染。足癣发病率较高，主要因为真菌在湿热环境下更易生长。手足皆可感染，但足癣的复发率较高，对患者的生活产生困扰。体癣指发生于除头皮、毛发、掌跖和甲板以外的浅表部位的皮肤癣菌感染，股癣则特指发生于腹股沟、会阴部、肛周和臀部的皮肤癣菌感染，属于特殊部位的体癣。这些癣的传染源较多，包括人与人、动物与人、污染物与人，人体不同部位之间也可以相互传播。癣的发病率因地域和季节而异，尤其是在湿度较大的地区更为常见，而在寒冷的环境下，发病率则较低。

2. 癣的常见临床症状和诊断

癣的临床症状为局部皮肤出现红肿、瘙痒、脱屑、疱疹、水疱等表现。其中手癣多表现为手掌脱屑、皲裂、瘙痒，易于糜烂感染；足癣多表现为足底、脚趾

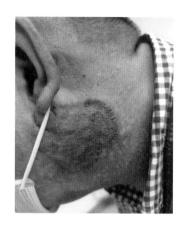

癣

间等处出现红斑、疱疹、瘙痒，并伴有皮肤脱屑、发臭等表现。如果不及时治疗，也可能发展为慢性反复发作或形成指（趾）甲感染。如果出现以上症状，应尽快到医院诊治。医生一般会通过皮肤病学检查，如显微镜检查、真菌培养、荧光显微镜检查等来诊断癣病。同时，医生也会通过患者的病史，了解病情轻重和特点，如感染部位、发病时间等，以制订相应治疗方案。

3. 如何预防癣

癣主要通过直接或间接接触传播，为预防感染需要做到以下几点。

（1）保持个人卫生，注意定期清洗身体和更换衣物，尤其是贴身穿着吸汗透气的棉质衣物。

（2）避免与患有癣的人或物直接接触，不要与感染癣的毛巾、鞋子、床上用品等物品共用。

（3）注意家居环境卫生，保持房间通风干燥，不要使用过于潮湿的床上用品和毛巾。

（4）注意饮食卫生，避免食用不干净的食物和使用公共餐具。

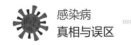

（5）穿着透气性好的鞋袜，勤于更换鞋袜，同时不要长时间浸泡手脚在水中。

（6）注意个人甲部卫生，定期修剪甲面，不要与患有甲真菌感染的人共同使用美甲工具。

（7）如果家中有宠物，也要注意定期体检，发现患有癣病及时治疗，避免传染给人类。

 知识扩展

人患癣后的治疗方法有哪些

癣的治疗目标包括清除病原菌，快速缓解症状，清除皮损，防止复发。治疗方法包括局部治疗、口服药物治疗或二者联合治疗。在选择治疗方案时，应充分考虑癣的临床分型及严重程度、合并疾病及患者依从性等因素。

局部治疗是轻症和早期癣的首选方法。常用的外用抗真菌药物有咪唑类（如咪康唑、酮康唑、益康唑、克霉唑、联苯苄唑等）、丙烯胺类（如特比萘芬、布替萘芬、萘替芬等）和其他类（如阿莫罗芬、环吡酮胺、利拉萘酯等）。外用抗真菌药物具有起效较快、费用较低、较少发生系统不良反应等优点，但疗程较长。为了达到治疗效果，应足疗程、足剂量使用药物，不应在症状消失后就停药。口服抗真菌药物治疗具有疗程较短、用药方便、不会遗漏病灶、患者依从性较高、复发率较低等优点，适用于角化型、受累面积较大、局部治疗效果欠佳、反复发作的癣，以及伴有某些系统性疾病（如糖尿病、艾滋病等）或不愿接受局部治疗的患者，但要注意口服药物的不良反应。

 误区解读

1. **癣只是一种皮肤病，不需要治疗**

这是不正确的。事实上，癣是一种真菌感染，如果不及时治疗，会导致病情加重，甚至引起其他并发症。因此，癣需要及时治疗。

2. **癣只会在夏季发生**

这是不正确的。癣可以在任何季节发生，因为真菌会在潮湿、温暖的环境下生长繁殖，而不是受季节影响。

3. **癣是一种传染性很强的疾病**

这是不正确的。癣是一种接触传播的感染性疾病，只有在接触到感染源的情况下才会传染。此外，癣也可以通过共用毛巾、拖鞋、衣物等传播。

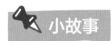 小故事 **癣的前世今生**

癣的存在最早可以追溯到公元前 1500 年的古埃及。古埃及医学文献《埃伯斯纸草书》中癣被认为是一种"痒痒的疾病"，是由于身体内部的湿气引起的。在中国古代，癣被称为"白秃疮"，《黄帝内经》中亦有关于癣的记载。

直到 19 世纪初，科学家们开始使用显微镜观察皮肤标本，才发现癣是由真菌感染导致。引起癣的真菌主要有 3 大类：微孢子菌、毛癣菌和表皮癣菌。这些真菌在适宜的环境条件下，如温暖、

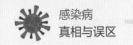
潮湿的环境，容易繁殖并感染皮肤。目前，癣在全球范围内都有分布，尤其是在热带和亚热带地区更为常见。全球约有 20%～25% 的人口受到不同类型癣的困扰。

千变万化的"花柳病"

小李 25 岁，有多个性伴侣，不使用安全措施。一天，他发现生殖器部位有硬结、红肿，无疼痛，后症状加重，出现低烧、乏力、关节疼痛。就诊后，医生诊断为一期梅毒，告知梅毒为性传播疾病，不及时治疗可能导致严重并发症。医生为小李制订了治疗方案，包括注射青霉素，并建议改变不良生活习惯，加强性教育、使用安全措施等。治疗期间须定期复查。经治疗，小李的症状消失，硬结缩小，最终痊愈。

 小课堂

1. 什么是梅毒

梅毒是由梅毒螺旋体（又称苍白螺旋体）引起的一种慢性、系统性传播疾病，可分为获得性梅毒和先天性梅毒（胎传梅毒）。获得性梅毒又分为早期和晚期梅毒。早期梅毒指感染梅毒螺旋体 2 年内的梅毒，包括一期、二期和早期潜伏梅毒。晚期梅毒的病程 ≥ 2 年，包括三期梅毒、晚期潜伏梅毒。神经梅毒在梅毒早、晚期均可发生。

2. 梅毒的传播途径

梅毒的传播途径主要有以下几种：①性传播。梅毒是一种通过性行为传播的性病，包括直接性接触、口交、肛交等方式。②垂直传播。孕妇患有梅毒时，可通过胎盘传给胎儿，导致先天性梅毒。③血液传播。梅毒患者的血液、体液等含有梅毒病原体的物质，如果接触到其他人的伤口、黏膜等，也可能传播梅毒。④其他途径。梅毒患者的用具、毛巾、床上用品等也可能传播梅毒。

3. 梅毒的常见症状和诊断方法

一期梅毒常表现为硬下疳，初为粟粒大小结节，后可发展成直径 1～2 厘米的圆形或椭圆形浅在溃疡；二期梅毒常有皮肤黏膜损害，包括斑疹、丘疹、口腔黏膜斑等，可有全身浅表淋巴结肿大，可出现梅毒性骨关节、眼、内脏及神经系统损害等；三期梅毒除了皮肤黏膜损害，还有梅毒性树胶肿，可有骨梅毒和其他内脏梅毒、心血管梅毒等；

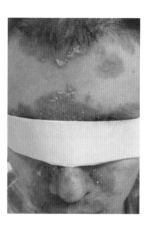

梅毒引起的面部斑疹

神经梅毒可出现头痛、视力下降、听力下降、精神和行为异常，可合并眼梅毒、耳梅毒等。潜伏梅毒无明显的临床症状和体征。医生会根据患者的临床表现、流行病学史和实验室检查结果来诊断梅毒。梅毒的诊断方法包括血清学检测、直接检测和组织学检测。

千变万化的花柳病——梅毒相关知识科普

 知识扩展

梅毒的治疗与预防

及时、规范地治疗梅毒是非常重要的，因为梅毒如果不及时治

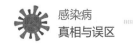
疗，会导致严重的健康问题。梅毒的治疗首选青霉素，也可选用头孢曲松或多西环素，治疗时间和剂量取决于患者的病情和病程。在治疗期间，患者应该避免性行为。如果患者已经感染了梅毒螺旋体，那么他的性伴侣也应该接受检查和治疗，以避免再次感染。此外，患者应该定期进行性病检查，以确保他们的健康状况良好。

梅毒是一种性传播疾病，预防的最好方法是避免不安全性行为，包括使用安全套和减少性伴侣数量，如果有多个性伴侣或者性伴侣患有梅毒，建议定期进行梅毒检查。

 误区解读

1. 梅毒是不治之症

这是不正确的。梅毒是一种可以治愈的疾病，但需要在专业医生的指导下进行治疗，往往需要经过数周甚至数月的治疗，以及随访复查。因此，如果怀疑自己感染了梅毒螺旋体，应及时就医，接受专业的治疗。

2. 梅毒只是一种皮肤病

这是不正确的。梅毒疹是常见的表现，但是梅毒不只是一种皮肤病，它可以影响身体的各个部位，包括内脏器官、神经系统和心血管系统等。如果不及时治疗，梅毒可能会导致严重的健康问题。

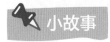 小故事　"花柳病"的前世今生

在以前，民间称梅毒为花柳病，"花柳"一词来自唐代诗人

李白的诗句"昔在长安醉花柳，五侯七贵同杯酒"，诗句中的"花柳"寓指青楼。梅毒的发展史可以追溯到 15 世纪，最早被记录在西班牙；16 世纪在欧洲广泛传播，成为当时最常见的性传播疾病之一。19 世纪梅毒的病因和传播途径得到了更深入的研究，到 20 世纪梅毒的治疗方法得到了显著改善。目前虽然梅毒的治疗方法已经非常成熟，但是发病率仍然很高。随着科学技术的不断进步，梅毒这种疾病最终会被彻底控制。

淋病：情人的眼泪

李先生近 2 日有尿痛和尿道口流脓的症状，自行服用消炎药后情况并没有好转，甚至出现了排尿困难，妻子也出现阴道分泌物增多的症状，于是两人到当地皮肤性病科就诊，均被诊断为淋病。李先生妻子表示自己没有冶游病史，是如何感染的呢？最终李先生承认此前因为曾和一名女性发生了关系。最终，一家人同时治疗，他们都恢复了健康。但是仍要呼吁大家洁身自好，不仅是为了自己，也为了家人的健康。

 小课堂

1. 什么是淋病

淋病是由淋病奈瑟球菌（简称"淋球菌"）引起的以泌尿生殖系统化脓性感染为主要表现的性传播疾病，也可导致眼、咽、直肠感染和播散性淋球菌感染。据统计，在我国淋病的发病率在性病中

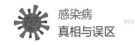
排第二位，仅次于梅毒，属于我国法定的乙类传染病。

2. 淋病的传播途径

淋病主要通过性接触传染，也可因接触含淋球菌的分泌物或被污染的用具（如衣物、毛巾、浴盆、坐便器等）而被传染。感染淋病的孕妇可致胎儿宫内感染，阴道分娩时新生儿眼部有可能被感染引起淋菌性眼炎。

3. 淋病的临床表现

淋病具有较短的潜伏期（平均 3～5 天），传染性较强，传播速度较快，还可导致多种并发症和后遗症。

（1）男性淋病：主要表现为尿频、尿急、尿痛、尿道口溢脓，甚至出现排尿困难。患者可因治疗不当、酗酒、性交等影响，导致感染进一步进展，继发后尿道炎、前列腺炎、精囊炎、输精管炎、射精管炎、附睾炎、睾丸炎等。炎症反复发作可引起尿道狭窄、输精管狭窄或梗阻，甚至会引起男性不育症。

（2）女性淋病：60%的感染淋病的女性无症状或症状轻微，部分表现为尿频、尿急、尿痛、排尿困难、阴道瘙痒、白带增多、下腹坠胀等不适。误诊误治者很容易发展为淋菌性盆腔及附件炎（包括急性输卵管炎、子宫内膜炎、继发性输卵管卵巢脓肿及破裂后所致的盆腔脓肿、腹膜炎等），反复发作可造成输卵管狭窄或闭塞，还可引起异位妊娠、不孕等。

（3）淋菌性结膜炎：成人多因接触被分泌物污染的物品所感染，单侧多见；新生儿多为母亲产道传染，多为双侧。表现为眼结膜充血水肿、脓性分泌物较多，查体可见角膜呈云雾状，严重时角膜发生溃疡，引起穿孔，甚至导致失明。

淋球菌还可以感染口咽（多见于口交者）、肛门直肠（多见于男同性恋），严重的可入血引起播散性感染（可表现为菌血症、关节炎、腱鞘炎、心内膜炎、心包炎、胸膜炎、肝周炎及肺炎等）。

4. 得了淋病应该怎么办

（1）如果怀疑自己得了淋病，一定不要自己滥用抗生素，应该及时到各医院的皮肤科、泌尿外科、生殖科等就诊，及早进行规范的治疗。建议性伴侣同时进行治疗，治疗期间禁止性生活。

（2）在医生的指导下采用足量的抗生素治疗：若未出现并发症，首选头孢曲松、大观霉素及其他第三代头孢菌素等；妊娠期禁用喹诺酮类和四环素类药物；若有感染蔓延引起并发症，根据检查结果调整用药。

（3）大部分患者1周内便能痊愈。治疗结束后2周内，在无性接触史情况下符合如下标准则为治愈：①症状和体征全部消失；②在治疗结束后4～7天，涂片及培养淋病奈瑟球菌持续2次阴性。

 知识扩展

如何预防淋病

淋病痊愈后无免疫力，可发生反复感染，为预防感染需要做到：①洁身自好，避免不洁性行为，正确使用安全套；②有多名性伴、频繁更换性伴、同性恋者、既往淋病史等情况者应定期到医院检查；③积极参加婚前、产前性病筛查，一旦发现感染应及时治疗，性伴侣禁欲同治；④注意消毒隔离，淋病患者内衣裤单独洗，分开使用洗浴用具，并注意内裤、浴巾及其他衣物的消毒；⑤保持

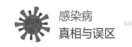
良好的个人卫生习惯，不与他人共用浴巾、浴盆等生活用品，避免在公共澡堂泡澡，尽量采用淋浴的方式洗澡。

 误区解读

1. **有过不洁性行为，但没有异常感觉，应该不会感染淋病**

这是不正确的。淋病的潜伏期 2 ~ 10 天，平均 3 ~ 5 天，潜伏期内患者是很难发现症状的，并且还有部分患者是无症状感染者。只要有过不洁性行为史，无论是否出现症状，都不可心存侥幸，应该及时至专科门诊就诊检查。

2. **淋病患者的病情不应该告知其配偶**

这是不正确的。淋病主要通过性接触传播，一旦确诊，应及时通知配偶或性伴侣去正规医院检查，及早发现，及早治疗。

3. **症状消失后，可以自行停药**

这是不正确的。淋病治疗过程中一定要谨遵医嘱，不能因为服药几天后症状消失就私自停药，一旦产生抗生素耐药，将加重治疗难度。应在治疗结束后至专科门诊正规随访分泌物涂片及培养。

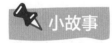 **淋病的前世今生**

公元前 400 年希波克拉底把它称作"维纳斯病"（维纳斯是古罗马神话中的爱神），即性传播所致。传记家 James Boswell（1740—1795）曾记录自己先后患过 19 次淋病，最终也因淋病死亡，他的妻子是无症状感染者，曾在 9 次怀孕中 4 次流产。直到

1879 年，奈瑟（Neisser）首次分离出淋病的罪魁祸首——淋病奈瑟球菌。目前，淋病在世界范围内广泛流行，青壮年性活跃人群是易感人群。我国自 1975 年以后，淋病患者逐年增多，是性病主要发病病种，也是《中华人民共和国传染病防治法》中规定的需重点防治的乙类传染病。

古老的麻风病

张阿婆是一名农家妇女，她发现自己的身体上出现了一些奇怪的斑点，开始感到皮肤有点麻木，并逐渐失去了对温度和触觉的感觉。张阿婆的病情逐渐加重，她的皮肤上长出了很多球形的小肉瘤。这些瘤子不但让她的容貌变得奇怪，还让她感觉到疼痛和麻木。

 小课堂

1. 什么是麻风病

麻风病是一种由麻风分枝杆菌或弥漫型麻风分枝杆菌导致的一种慢性感染。它可以影响皮肤、黏膜、神经和眼睛等部位，导致皮肤上出现斑块、结节和溃疡，神经受损后可能导致肢体麻木、失去感觉和肌肉萎缩等后遗症。如果不及时治疗，麻风病会严重影响患者的生活质量，甚至造成残疾和死亡。麻风病一度被视为社会及精神病，导致麻风病患者遭受社会歧视和排斥。然而，现代医疗技术和社会的进步，已经使得麻风病得到有效治疗和更多的关注。目前

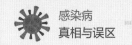

在全世界范围内，麻风患者的数量正在减少。2020年，全球约13万例新病例，其中73%发生在印度、巴西和印度尼西亚。

2. 人感染麻风后有哪些常见临床症状和诊断方法

由于麻风分枝杆菌生长缓慢，感染后潜伏期约为2～5年，部分患者可长达10年以上，即使发病后，疾病进展也缓慢。麻风病的临床表现主要包括皮肤病变、神经损伤、黏膜及淋巴结损伤，晚期可累及眼、睾丸、卵巢、骨、肝、脾等组织器官。麻风病的皮肤病变形态有多种，主要包括麻风斑、结节、溃疡、水泡和红色斑块等，这些皮疹在麻风患者身上常见于较暴露的部位，如面部、耳朵、手掌、脚底，有时也会出现在身体其他部位。同时，皮肤病变通常是渐进性的，会不断扩散和恶化。与皮肤病变相关的神经损伤，也可能表现为感觉丧失、肌肉萎缩和麻木等。黏膜受累往往表现为口腔、鼻腔、咽喉等部位的溃疡和病变。一些患者在疾病晚期可能出现骨骼和内脏器官的损害，如眼、睾丸、卵巢、脾和肝等。如同时出现不消退的特征性皮疹、神经肿胀、触觉丧失以及由肌肉无力导致的畸形，需要警惕麻风病可能，尽快到专科医院就诊。医

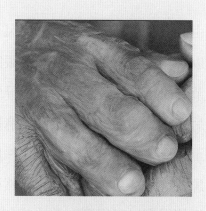

麻风病导致的手指畸形

生将根据患者的皮肤与神经系统的症状、皮肤活检和实验室检查结果来确定是否为麻风病。

3. 如何预防麻风病

麻风病的传染性较低，麻风病患者一旦开始治疗将不再具有传染性。预防麻风病最好的方法是避免与患者的皮疹和体液接触、避免接触可能携带麻风杆菌的犰狳并加强个人卫生意识。如不慎与未经治疗的麻风病患者直接或间接接触，采用相应治疗药物也可在一定程度上预防麻风分枝杆菌感染。此外，接种卡介苗也可在一定程度上预防麻风感染。

 知识扩展

人感染麻风后的治疗方法

麻风病的潜伏期长且发病进展缓慢，早期检查和治疗至关重要。抗生素治疗是麻风病的主要治疗方法，但由于麻风分枝杆菌会对单一抗生素治疗产生耐药，通常需联合使用多种抗生素，并持续用药 6 ~ 12 个月，甚至长达 2 年。治疗方案的具体应用因不同地区和类型而有所差异，主要的治疗药物包括氨苯砜、利福平、氯法齐明、喹诺酮类抗菌药、米诺环素、大环内酯类抗生素。

如已出现永久性感觉丧失或其他畸残，以及在治疗时发生损伤与畸残，还须注意保护麻木肢体和改变旧习惯，并进行适当的功能锻炼、理疗等，定期检查来预防其进一步恶化，部分畸残还可通过整复外科手术进行矫正。

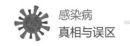

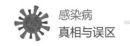

误区解读

1. 麻风病是一种传染性特别强的疾病

这是不正确的。麻风病的传染性不强。麻风病主要通过密切的接触和长时间暴露在患者呼吸道分泌物或皮损上的细菌传播。麻风病患者在经过适当治疗后可以恢复健康，并且不再具有传染性。大多数免疫功能正常的人，即使暴露在麻风分枝杆菌中也不一定会感染。

2. 麻风病只会发生在极度贫穷和落后的地区

这是不正确的。事实上，麻风病在全球范围内都有发生，在经济发达地区，由于有较为完善的卫生系统和卫生设施，麻风病的发病率相对较低，但并非完全不存在。例如，欧洲、北美和澳大利亚等国家和地区相对来说比较少发生麻风病，但仍有少数麻风病患者。

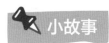 麻风病的前世今生

麻风病历史可以追溯至公元前 1550 年的古埃及，然后在古希腊、罗马帝国和中世纪的欧洲得到了广泛传播。在中国古代，麻风病被称作"癞病"，因为它会造成患者皮肤和神经组织的严重损伤。由于麻风病患者的体表皮肉损害和神经病理变化，这种疾病的患者在历史上广受嘲笑和社会排斥。在 20 世纪初期，麻风病被发现是由麻风分枝杆菌引起的，但在 20 世纪中叶之前被认为是不治之症。

目前，我国麻风病已列为法定丙类传染病进行管理，各省份每年都会报告新发现的麻风病例。据 WHO 报告，2020 年全球新发

现麻风病例 20 万例，主要分布在印度、东南亚、拉丁美洲等国家或地区。在中国，麻风病的流行程度总体呈持续下降趋势，但分布不均衡，以西南和中南地区为主。

猴痘是天花的"升级版"吗

2022 年 9 月，我国报告首例猴痘输入病例，引起全国高度重视。患者是一名销售人员，在事件报道的 2 周前曾去德国出差并发生过男男性行为。随后几天他出现了喉咙干痒，但没有重视。1 周前他的脚踝出现了红色的皮疹和脓疱，便去了当地一家私人诊所，吃了几粒消炎药后皮疹依旧没有好转。直到他回国后，被确诊为猴痘，成为我国首例输入性猴痘病例。

 小课堂

1. 什么是猴痘

猴痘是一种由猴痘病毒感染引起的人畜共患病，最早发现于 1958 年，当时是在用于研究饲养的猴子身上发现的。直到 1970 年，在非洲发现首例人感染猴痘病毒的病例。猴痘病毒主要通过黏膜或破损的皮肤入侵人体，直接接触猴痘患者的病变皮肤黏膜、接触被猴痘病毒污染的物品或长时间近距离吸入患者的呼吸道飞沫均有可能传播猴痘病毒。猴痘也可能通过接触感染动物（啮齿类动物、灵长类动物等）的分泌物、血液和体液，或被感染动物抓伤、咬伤而感染。

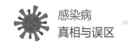

猴痘的潜伏期可达 5 ~ 21 天，在患者出现症状到皮疹结痂并自然脱落前，可先出现发热、头痛、肌肉酸痛、乏力和淋巴结肿大等类似流行性感冒的表现，随后引起全身多部位不同形态的皮疹，可伴明显痛感或痒感，在痂皮脱落后可能留有红斑、色素沉着或者瘢痕，瘢痕最久需数年后才能消退。猴痘是一种自限性疾病，大部分患者症状较轻，多数人在 2 ~ 4 周内可痊愈，但也有少数人（如免疫力低下人群、儿童和孕妇等）病情严重，甚至死亡。

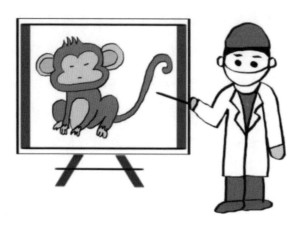

猴痘是天花的升级版吗

2. 猴痘是天花的"升级版"吗

猴痘病毒和天花病毒属于同一家族，两者是"近亲"。在医疗不发达的年代，天花曾经是一个令人闻风丧胆的疾病，它曾凭借极强的传染性和致死率在世界各地多次暴发，每次都会夺走无数人的生命，直至 1980 年才被 WHO 宣布消灭。而感染猴痘的患者大多在 2 ~ 4 周内便能康复，只有少数人会死于猴痘病毒感染，相比于天花病毒而言，病死率是明显下降的。但同天花一样，猴痘在治愈后可能会在脸上和身上留下难以接受的瘢痕。因此，对于我们普通民众而言，尽管猴痘并非天花的升级版，但同样也需要引起重视，了解和学习如何预防猴痘。

3. 如何预防猴痘

我们应该做到以下几点：①避免与有皮疹症状的疑似患者密切接触；②不接触猴痘患者曾使用的物品（衣物、餐具或被褥等）；③保持良好卫生习惯，勤用肥皂洗手，或使用含酒精的消毒液；④避免到近期曾发生猴痘流行感染的地区旅行；⑤避免接触可能携带猴痘病毒的啮齿类和灵长类动物；⑥对于入境人员，从猴痘疫情流行国家和地区入境后，21 天内须做好健康监测，避免和他人发生密切接触，若出现发热、皮疹等可疑症状应及时到医院就诊，并主动告知旅行居住史和接触史。

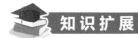 知识扩展

出现猴痘症状后该怎么办

若突然出现不明原因的皮疹（颜面部、口腔黏膜、四肢、肛周或会阴部等），并伴随发热或淋巴结肿大，须考虑可能为猴痘病毒感染。若患者出现猴痘相关临床表现，并同时在起病前 21 天内有过猴痘病例接触史、在猴痘病例报道地区旅居史、存在同性性行为史或可疑动物接触史，应及时到指定的医疗机构就诊，并接受相应的隔离治疗。在接受医护人员检查前，应避免密切接触其他人，包括皮肤接触、性行为等亲密行为。如需要外出，应用衣物遮盖好出疹的部位，佩戴口罩，避免乘坐公共交通工具。保持手卫生，勤洗

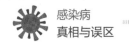

手，尤其是接触皮疹后。

目前暂无治疗猴痘的特效抗病毒药物，主要是做好隔离防护和对症治疗，包括退热、维持水和电解质代谢平衡等对症支持治疗，同时应预防皮疹部位发生继发性感染，疼痛严重时可给予镇痛药物治疗。

 误区解读

1. **只有猴子才会得猴痘**

这是不正确的。猴痘病毒不只存在于猴子身上，它可通过猴子等灵长类动物或啮齿动物传播给人，在人与人之间也可以通过密切接触传播。人也会感染猴痘病毒，并出现发热、皮疹等系列症状。

2. **猴痘和水痘是同一种疾病**

这是不正确的。猴痘和水痘并非同一种疾病。猴痘和水痘虽然都是 DNA 病毒，但猴痘属痘病毒科，水痘属于疱疹病毒科，并非同一类别。猴痘可以通过接触野生动物或与人密切接触传播，但水痘主要是通过与病患的呼吸道飞沫或直接接触疱液传播。两者发病时都可能出现发热、头痛、皮疹等症状，但猴痘可能遗留瘢痕，对外貌美观影响较大，而水痘可不留瘢痕。

答案：1. D；2. A；3. √

健康知识小擂台

单选题：

1. 麻风病的主要传播途径是（ ）

    A. 空气飞沫传播   B. 食物污染传播

    C. 水源污染传播   D. 接触传播

2. 硬下疳是几期梅毒的表现（ ）

    A. 一期梅毒   B. 二期梅毒

    C. 三期梅毒   D. 神经梅毒

判断题：

3. 猴痘是一种自限性疾病，多数人通过休息后可以自行康复。（ ）

皮肤与性传播
疾病自测题
（答案见上页）

其他不容忽视
的感染病

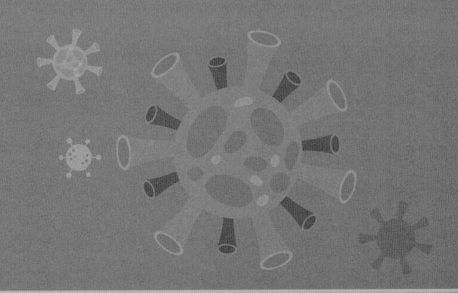

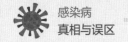

小伤口，大"伤风"

　　日常生活中，难免会遇到一些磕磕碰碰，如摔伤、刺伤、动物咬伤等，伤口处理千万当心，尤其是伤口小而深、有污染化脓、接触过铁锈、泥土等情况更应该加强防范，及时到正规医院就诊，除了处置伤口外，还要预防一种潜在的致命性疾病——破伤风，切莫因为伤口小就忽视潜在危机！

 小课堂

1. 什么是破伤风

　　破伤风是由破伤风梭菌（破伤风梭状芽孢杆菌）通过皮肤黏膜的伤口感染机体引起的一种急性感染性疾病。破伤风梭菌产生的毒素主要影响神经系统，导致严重的肌肉痉挛，严重者会发生喉痉挛、窒息、肺部感染和多器官功能衰竭，不及时治疗可导致死亡。

2. 什么样的伤口易得破伤风

　　有外伤就有发生破伤风的可能性，缺氧环境是破伤风梭菌繁殖的温床。尤其是深而窄、损伤严重且被污染的伤口，比如生锈的铁钉、较大的木刺扎伤，容易形成局部相对缺氧的环境，发生破伤风的风险较大。例如以下几种情况。

　　（1）有皮肤黏膜外伤史：铁钉、铁丝扎伤，铁器刀具、树枝、玻璃等割伤，动物咬伤，烧伤，烫伤，冻伤，泥土、粪便、痰液等污染的伤口，跌倒、车祸、重物砸伤，开放性骨折，火器伤，手脚刺伤后以泥土、香灰、柴灰等土办法敷伤口以止血。

（2）有皮肤黏膜细菌感染史：牙龈感染、肛周感染、中耳炎、压疮等。

（3）有消化道破损病史：消化道穿孔、手术史。

3. 破伤风的临床表现

破伤风的潜伏期较短，一般为 3 ~ 21 天，多数在 10 天左右，潜伏期越短，患者预后越差。

全身型破伤风表现为全身肌肉疼痛性痉挛，张口困难、苦笑面容，以致牙关紧闭，进一步加重可表现为颈僵硬、角弓反张、板状腹等。若不进行医疗干预，全身型破伤风病死率接近 100%；即使经过积极治疗，全球范围病死率仍为 30% ~ 50%，是一种致命性疾病。

4. 破伤风的治疗原则

破伤风的治疗主要包括伤口局部的处理、清除破伤风毒素、减轻或解除肌肉痉挛及防治并发症等综合治疗。

（1）伤口局部处理：对破伤风伤口进行清创与消毒，清除伤口深处的异物、坏死组织，并用 3% 过氧化氢溶液冲洗。值得注意的是，清创后的伤口无须缝合包扎，保持伤口处清洁干燥。

（2）应用破伤风抗毒素（即破伤风免疫球蛋白）：破伤风最有效的治疗是早期中和游离的破伤风毒素，注意破伤风人体免疫球蛋白使用宜早不宜迟，一般只需要使用 1 次。

（3）对症支持治疗：首先是控制痉挛，在病情需要时可使用镇静、解痉类药物（如地西泮、劳拉西泮、氯丙嗪等），若痉挛控制困难，亦可使用硫喷妥钠静脉注射；另外，破伤风可选用青霉素

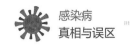

肌内注射缓解病情；此外，防治并发症须警惕喉头痉挛、呼吸抑制等，必要时可行气管切开改善通气；最后，补充营养及维持水、电解质代谢平衡是破伤风疾病诊治中非常重要的支持治疗。

5. 如何预防破伤风

尽早去除伤口内的异物，进行伤口冲洗以减少感染的发生。清洁伤口可直接用温盐水冲洗，污染伤口可用稀释的聚维酮碘溶液进行冲洗，冲洗量不少于 1 000 毫升，并尽可能高压冲洗，野外条件下可以使用饮用水进行伤口冲洗。适当包扎后尽快到医院进行处置，由专业医生判断是否需要打破伤风免疫球蛋白和破伤风疫苗。

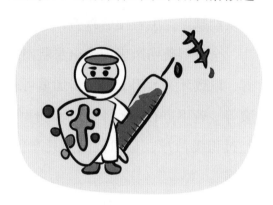

小伤口，大"伤风"

 知识扩展

破伤风疫苗和破伤风针的区别

（1）破伤风疫苗：是一种抗原，属于主动预防，特点是起效较慢，副作用较小，长期保护。一般注射约 2 周后抗体才达到保护性水平，连续接种 3 剂后的保护作用可达 5 ~ 10 年。破伤风疫苗的接种时间分别为：第一针，损伤时；第二针，损伤后 1 个月；第三针，损伤后半年。

（2）破伤风针：是指打破伤风抗毒素或破伤风免疫球蛋白，可以直接注射获得抗体，属于被动免疫，用于破伤风的短期应急预防。人破伤风免疫球蛋白（简称"人破"）注射后保护期为 2 ~ 3 周，是人血制品，安全性较好，但价格较昂贵。破伤风抗毒素是一种免疫马血清，俗称"马破"，可能引起过敏反应，因此在用药前应先做过敏试验。

 误区解读

1. **破伤风抗毒素在外伤后 24 小时之内才有效**

这是不正确的。破伤风潜伏期为 1 ~ 2 周，只要未发病，2 周内应用都应视为有预防作用。因此，不应把 24 小时作为可否接受免疫预防的时间界限。

2. **打了破伤风针就不会得破伤风**

这是不正确的。破伤风抗毒素属于被动免疫，产生的抗体只能在体内维持 2 ~ 3 周，此后抗体水平下降，身体不再受到保护。持久的免疫力需要依靠破伤风疫苗在体内产生的主动免疫。

3. **破伤风是小孩才得的病，成年人被刺伤不会感染破伤风梭菌**

这是不正确的。任何人都可能感染破伤风，只是这种疾病在未接种含破伤风类毒素的疫苗的新生儿和孕妇中较常见且严重。

4. **伤口很小，所以不用在意，只要不流血就没事了**

这是不正确的。破伤风梭菌感染人体后会滞留在伤口里，遇到缺氧感染的环境，破伤风杆菌会从芽孢中复活变成增殖体开始分泌毒素，故伤口越细、越窄则越容易形成缺氧的组织环境，生活中如果受伤所致伤口外口小，就形成了一个适合该菌生长繁殖的缺氧环境而发病，须警惕破伤风的发生。

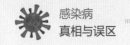

潜伏在水中的"杀手"

　　刘大爷是一位农民。农忙时，刘大爷很早就下地干活，口渴的时候就直接喝旁边沟渠里的水。一天早晨，刘大爷感觉身体不舒服，全身乏力、低热、双眼通红，但他并没有在意。第二天早晨，刘大爷发现自己小便发红、皮肤发黄，马上去县医院就诊，医生怀疑刘大爷得了钩端螺旋体病，让他住院治疗。使用青霉素治疗后，刘大爷的病情明显好转。医生向刘大爷宣教，建议他下地干活时穿橡胶靴、戴橡胶手套、不喝地里的水。

 小课堂

1. **什么是钩端螺旋体病**

　　钩端螺旋体（简称"钩体"）引起的钩端螺旋体病（简称"钩体病"）。该病是一种急性动物源性传染病，几乎遍及世界各地，在我国绝大部分地区有散发或流行。

2. **钩端螺旋体病的传播途径**

　　钩体病为自然疫源性疾病，动物宿主相当广泛。带菌的鼠类和猪是钩体的主要储存宿主和传染源，经尿排出钩体。被带菌动物尿液污染的水源，如稻田、小溪、塘水等，称为"疫水"，人接触疫水时，由于钩体有较强的侵袭力，可穿过正常或破损的皮肤黏膜侵入人体。因此，接触疫水是本病的主要传播方式。此外，进食鼠尿污染的食物或水时，经消化道黏膜也可感染钩体。此外，鼠、犬咬伤后也可引起钩体感染。

3. 钩端螺旋体病的常见症状

感染钩端螺旋体后 7 ~ 14 天起病，早期表现为急起发热、畏寒、全身酸痛、头痛、结膜充血、腓肠肌痛等钩体血症的症状。中期由于钩体的菌型、毒力、数量以及人体免疫状态各不相同，钩体侵入人体后引起的各脏器损害程度、病情轻重及预后也各不相同，根据临床表现可分为：①流感伤寒型。早期钩体血症的延续，症状较轻。②黄疸出血型。除钩体血症外还有进行性加重的出血、黄疸及肝肾损害症状。③肺出血型。出现咳嗽、痰中带血、咯血、胸闷、发绀等症状，病情凶险，死亡率较高。此外，尚有脑膜脑炎型、肾衰竭型等。部分患者后期还可能出现并发症，如眼葡萄膜炎、脑膜炎、脑动脉炎，甚至失明、瘫痪等。

 知识扩展

1. 钩端螺旋体病的治疗

强调早发现、早诊断、早治疗和就地治疗。早期卧床休息，给予易消化、高热量饮食，补充液体和电解质，高热酌情给予物理降温，并加强病情观察与护理。杀灭病原菌是治疗的根本，青霉素是治疗钩体病的首选药物。肺出血型尤其是肺弥漫性出血型，及早给予氢化可的松缓慢静脉注射。黄疸出血型加强护肝解毒、止血等治疗。

2. 如何预防钩端螺旋体病

钩端螺旋体病的预防：①驱鼠、灭鼠；②发现病犬及可疑感染犬应及时隔离；③避免猪尿粪直接排入附近水沟、池塘、稻田等；④开沟排水，消除"死水"；⑤牲畜饲养场所做好环境卫生和消毒

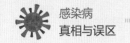

工作；⑥流行地区流行季节，减少疫水直接接触，注意防护；⑦高危人群可行预防接种疫苗或服用抗生素预防。

"钉螺"的危害

小林喜欢在河流里游泳、钓鱼和玩水。但是，最近他发现自己总是感觉身体不太舒服，皮肤有痒疹，而且时有腹痛和腹泻。他的妈妈带他去看了医生，经过一些检查，医生确认他是感染了血吸虫，得了血吸虫病。他的妈妈非常担心，但医生告诉她，血吸虫病是可以治疗的。小林吃了医生开的药，坚持治疗并且采取了一些预防措施，比如不在有污染的河流里游泳，饮用煮沸后的水等。终于经过一段时间的规范治疗，小林恢复健康了。

 小课堂

1. **什么是血吸虫？血吸虫是怎么传播的？**

血吸虫是一种寄生虫，我国主要流行的是日本血吸虫，它的成虫主要寄生在哺乳动物的门静脉系统。血吸虫的幼虫则寄生在钉螺体内，在钉螺体内发育成熟后通过交配产卵，卵随着钉螺的粪便排出体外，在水中孵化成为毛蚴，毛蚴进入水中，遇到第一中间宿主钉螺，就会穿透钉螺的皮肤进入体内，在钉螺体内发育为尾蚴。人或畜接触了疫水，血吸虫尾蚴即可经皮肤钻入人或畜体内，造成人或畜感染血吸虫病。

2. **什么是血吸虫病**

血吸虫病是血吸虫寄生于门静脉系统所引起的疾病。由皮肤接触含尾蚴的疫水而感染，主要病变为虫卵沉积于肠道和肝脏等组织而引起的虫卵肉芽肿。急性期患者有发热、腹痛、腹泻或脓血便，肝大及压痛等，血中嗜酸性粒细胞显著增多。慢性期以肝脾大或慢性腹泻为主。晚期则以门静脉周围纤维化病变为主，可发展为肝硬化、巨脾与腹水等。

 知识扩展 ///

1. 如何预防血吸虫病

不接触疫水是预防血吸虫病最好的方法。接触疫水前，在可能接触疫水的部位涂抹防护药，穿戴防护用品。接触了疫水应主动去血防部门检查，发现感染应早期治疗。如果感染了血吸虫病，应尽早就医治疗，最好的治疗方法是药物治疗。钉螺是血吸虫唯一的中间宿主，消灭钉螺可以有效地阻断血吸虫病的传播。

2. 如何治疗和控制血吸虫病

药物治疗则可以帮助清除体内的寄生虫。怀疑得血吸虫病时要尽早就医治疗，治疗血吸虫病安全而有效的药物是吡喹酮等。吡喹酮作为用于治疗各种类型血吸虫病的推荐药物，该药有效、安全且成本低廉。此外，提高人们对血吸虫病的认识，避免在疫水中游泳或钓鱼等也是预防血吸虫病的重要措施。控制血吸虫病的基本措施是针对有风险的人群开展大规模治疗，提供安全饮用水，改善环境卫生，开展个人卫生教育和改变行为，并实施灭螺和环境整治。

答案：1. C；2. C；3. ×

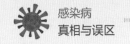

健康知识小擂台

单选题:

1. 血吸虫的病原体类型是（　　）

    A. 细菌   B. 真菌

    C. 寄生虫   D. 病毒

2. 国内钩端螺旋体病治疗首选药物是（　　）

    A. 四环素   B. 氯霉素

    C. 青霉素   D. 头孢菌素

判断题:

3. 破伤风局部伤口经过清创消毒后须及时缝合暴露的
创面。（　　）

其他不容忽视的
感染病自测题
（答案见上页）